목에 찬 시한 폭탄

환축추간 불안정

이동호 저

최신의학사

차 례

머리말

"환축추 불안정(1-2번 경추 불안정)이라는데 그게 뭔가요?",

"갑자기 충격 받으면 사지마비가 올 수 있다는데 맞아요?",

"목에 그렇게 위험한 병이 있는데 제가 모르고 살 수 있었을까요?"

"살짝 넘어진 것 같은데 그렇게 크게 다칠 수 있나요?"

오늘도 진료실에서 몇 번씩 듣게 되는 질문들입니다.

여기저기서 많이 들어봤던 병이라도 자기가 걸리면 생소한 법인데, 하물며 잘 들어보지도 못하던 중병을 가지고 있다면 심정이 어떨까요? 아는것이 없는 만큼 답답하고 두려울 것입니다. 인터넷을 찾아봅니다. 인터넷에서조차 자세히 나와 있지 않습니다. 그저 수술 받아야 한다는 말 뿐입니다.

의사 선생님에게 물어보니 자세히 대답해주기는 하는데 뭐가 뭔지 이해가 잘 가지 않습니다. 역시 결론은 수술 받아야 한단 말입니다.

두개골과 1, 2번 목뼈 사이를 상위 경추부라고 합니다. 목에서도 위에 있다는 말이지요. 이 부위는 우리 몸에서 아주 중요한 기능을 하고 있는 부위이며 또 그렇기 때문에 여러 가지 병이나 사고에 취약한 곳이기도 합니다. 특히 아이들과 노인들에게서 이 곳의 문제가 자주 발생합니다. 하지만 잘 모르기 때문에 주의할 수도 없고, 병을 빨리 발견할 수도, 제대로 치료 받기도 어렵습니다.

저는 20년 전부터 경추(목뼈) 환자 위주로 진료를 해왔으며 10년 전부터는 아예 경추(목뼈) 질환 환자만을 진료하고 있습니다. 저의 스승이신 이춘성 교수님께서 약 20여년 전, 저에게 경추 질환을 전공해보라고 권유하셨을 때에 저는 무척 망설였습니다. 당시는 지금처럼 경추 질환에 대한 연구가 많이 되어 있지 못하고, 수술 기법도 발전하지 못했던 때라서 “목은 수술하기 위험한 부위”, “까딱 하면 마비 만드는 수술”과 같은 인식이 의사들 사이에서도 만연해 있었거든요. 그런 위험한 분야를 밤잠 설쳐가면서, 마음 졸여가면서 전공으로 선택해야 하는 것이 맞는지, 그 때 당시라면 저 아닌 누구라도 주저했을 것입니다. 하지만 서울아산병원에서의 근무를 시작하고 목뼈 질환 환자들을 관심있게 보게 되면서 저의 생각은 바뀌었습니다. 작은 뼈를 섬세하게 수술하는 것이 저의 적성과 더 맞는 것 같기도 하고, 사지 마비가 오던 환자분들이 저의 손에 의해 완쾌되는 것을 보면서, 이전에 경험해보지 못했던 의사로서의 보람과 희열을 느끼게 되었거든요. 그래서 저는 2009년 미국에 연수를 가게 되었을 때, 경추 수술만을 전문으로 하시는 Daniel Riew선생님을 찾아가게 되었습니다. 이분은 한국계 미국인인데요, - 성은 물론 류씨고요- 경추 분야에서 누구나 인정하는 세계 1인자였습니다. 그 분과 1년 반을 함께 지내면서 제가 생각하기에도 신기할 정도로 눈이 뜨이게 되었는데요, 돌아와서 10년 남짓 전념하다 보니 이제는 제 나름대로의 진단과 치료법을 개발하여 세계에 발표하는 수준이 되었고, 아예 경추 환자만을 보는 의사가 되었습니다.

상위 경추부는 척추를 전공하는 의사 선생님들 중에서도 꺼려하는 분들이 많은 부위입니다. 워낙에 중요하고 위험한 해부학적 구조물들이 모여 있는 곳이기도 한데다가 아무리 공부해도 이해하기 어렵고, 치료하기도 까다로운 병들이 많이 있거든요. 하물며 의사가 아닌 환자분들, 그리고 그 보호자분들은 어떻겠습니까?

저는 지금까지 약 20년 동안을 목뼈만 생각하고 살고 있으며, 그만큼 많은 연구 결과들을 발표하면서 전세계 의사들이 좀 더 나은 치료를 할 수 있도록 돕고 있습니다.

하지만 한편으로는 저의 노력이 전세계 척추외과 의사들에게는 어떨지 몰라도, 정작 목뼈의 병으로 고생하고 계시는 환자분들에게는 큰 도움이 되지 못하고 있다는 것을 깨닫게 되었습니다. 환자분들은 병에 대해 궁금한 점이 많은데, 제가 그 궁금증에 대한 해답을 잘 전달해드리지 못하고 있다는 고민이었지요. 심지어 저에게 수술 받는 환자분들도 의문 사항에 대한 해답을 모두 얻지 못하십니다. 궁금한 게 워낙 많은데다가, 미안해서 질문을 다 못하시기도 하고, 설사 설명을 듣더라도 생소한 분야라서 정확히 이해하지 못하시는 경우도 많거든요.

환축추 불안정 등을 포함한 상위 경추부 질환이나 골절은 분명 척추 질환 중에서도 가장 생소하고 위험한 병들이라고 할 수 있습니다. 그럼에도 불구하고, 이 병을 갑자기 알게 되거나, 경험하더라도 평생 한 두 번에 불과할 환자와 보호자분들은 병에 대한 정확한 정보를 얻을 기회가 많지 않습니다. 이 질환을 전문적으로 설명해주는 서적이 부족한 것은 물론이고, 기존에 출판된 서적이나 인터넷을 뒤져보더라도 병에 대한 설명이 너무 간단하고, 어렵게 되어 있어 일반인들은 거의 이해하지 못할 지경이었습니다. 척추 질환 환우회라는 곳들도 여럿 있어서 홈페이지에 들어가 보니 전부는 아니지만 전문의가 아닌 분들이 부정확한 정보를 교환하고 있어 안타깝기도 했습니다.

그것이 제가 이 책을 쓰게 된 이유입니다.

불운하게 원치 않는 병으로 걱정하고 고통받는 환자와 그 가족 분들이 보다 정확한 사실을 알게 되어서, 잘못 알려진 공포로 두려워하시거나, 치료 결정에 있어 어리석은 선택을 하시는 것을 막고 싶었습니다. 그래서 이 책은 철저하게 의사가 아닌 일반인들의 눈에 맞춰 씌어졌습니다. 복잡한 의학 용어의 사용을 가능한 한 자제하여 이해하시기 쉽도록 했습니다. 때문에 어떤 분들이 보시기에는 내용이 비전문적으로 보일 수도 있습니다. 하지만 이 책은 환축추 불안정에 대해 발표된 의학 서적, 논문에 근거한 가장 의학적인 사실만을 다루고 있다고 자부합니다. 때때로 일부 의사나 저의 사견을 말씀드릴 때에는 미리 그 사실을 밝혀

독자들이 오해하시지 않도록 주의하였습니다. 다시 말씀드려 문체는 옆집 아저씨가 들려주는 옛날 얘기 같더라도, 내용은 웬만한 의학 교과서와 견주어도 부끄럽지 않을 정도입니다.

책을 쓸 결심을 하고 막상 책을 출간하기까지는 긴 시간이 소요되었습니다. 그만큼 준비할 것도 많은데다가 초고를 완성하고도 수정에 수정을 거듭했거든요. 이 책을 준비하는 동안 가정에 소홀했는데도 불구하고 묵묵히 저를 도와주고 응원해준 제 아내 서희, 그리고 아이들 승민, 승현에게 진심으로 고맙고 사랑하고 있다는 말을 전하고 싶습니다. 그리고 할 줄 아는 것 없는 저를 천직인 의사로 키워주신 저희 부모님, 그리고 누이, 형제들에게 항상 감사드립니다. 저를 가르쳐 주고 이끌어주신 이춘기, 이춘성, 임승철 교수님께도 감사드립니다. 그동안 저와 팀을 이루어서 환자들을 성심성의껏 보살펴 주셨던 서울아산병원 척추팀의 황창주, 조재환, 박재우 교수, 변찬웅 선생님 등 전임의, 전공의 선생님들, 그리고 이미영, 윤소정 전문 간호사님, 최정희, 유미화 간호사님 및 수술장, 외래 간호사님들, 그 분들의 도움이 아니었으면 제 환자분들의 환한 웃음은 없었을 것입니다. 주위에서 항상 응원하고 지원해주신 동료 교수님들께도 진심으로 감사드립니다. 제가 힘들 때에 도움이 되어 주신 김미경 원장님, 이 책을 출간하는 데에 큰 도움을 주신 최신의학사 엄철 사장님, 김부장님, 그리고 직원 분들께도 심심한 사의를 표합니다.

이 책을 읽어야 하는 이유

목에 찬 시한 폭탄

박경희 씨는 올해로 연세가 65세 되는 여성분입니다.

25년 전 류마티스 관절염 진단을 받고 대학 병원 류마티스 내과에 다니며 약물 치료를 받고 있습니다. 손가락 관절이 자주 붓고 아프지만 약 용량 조절이나 면역 억제제 등을 통해 큰 불편없이 관리하고 있습니다. 무릎 관절에도 관절염이 오긴 했으나 보행에는 큰 지장이 없습니다. 그러던 어느 날, 자고 일어난 후 갑자기 뒤통수 아래쪽에 심한 통증을 느꼈습니다. 통증은 때때로 뒤통수 전체까지 전기 오르듯이 퍼졌는데, 아파서 누우면 금방 좋아지기도 했습니다. '잠을 잘 못 잤나 보다.'라고 생각하며 가지고 있던 진통 소염제를 복용했습니다. 며칠 복용하자 금방 호전되는 듯 했습니다. 류마티스 내과에 가서 목이 아팠던 사연을 얘기하자 의사 선생님이 걱정스러운 눈빛으로 엑스레이 검사를 해보자 하시네요. 엑스레이는 입도 벌리고 찍고, 고개도 굽혔다 젖혔다 하고 찍는 등 예전과는 다른 방법으로 찍습니다. 내과 선생님은 엑스레이를 보시더니 심각한 표정으로 수술이 필요할 지도 모르겠다 하십니다. 지금은 아무 증상도 없는데 무슨 수술일까요? 농담일 거라 생각하고 권유하신 MRI를 찍은 후 척추외과 선생님을 만나러 갔습니다.

이런저런 진찰도 해 보고, MRI도 유심히 보시더니 역시 수술이 필요하다고 합니다. 병명은 '1-2번 경추간 불안정'이라고 합니다. 처음 들어보는 병명입니다. 현재 아무 증상이 없는데 수술이 필요하냐고 묻자 수술을 받지 않으면 사지마비가 오거나 급사할 수도 있어서 예방적으로 해야 한다는 겁니다. 박 씨가 그동안

친구들에게 듣기로는 '목 수술은 매우 위험하고, 따라서 아파서 죽을 정도나 되야 받는 것'이라고 알았는데, 아무 증상 없는 현재 예방적 수술을 한다니 이해가 가지 않습니다. 다른 병원도 가보고, 친지, 친구들에게도 물어보려고 일단 수술 일정은 잡지 않았습니다. 딸이 운전하는 승용차의 뒷자리에 타고 집에 오는 길에 갑자기 뒤차가 추돌하는 교통사고를 당했습니다. 목이 휘청하고 앞뒤로 꺾인 것 같더니, 갑자기 팔다리에 전기가 오며, 목 이하를 꼼짝할 수 없었습니다. 다시 대학 병원 응급실로 향했습니다. 아직도 팔다리는 잘 말을 듣지 않습니다. 아까 봐주었던 척추외과 선생님이 급하게 내려와서 '이만하시길 다행…'이라고 하네요. 박 씨가 목에 조용한 시한 폭탄이라도 차고 있었다는 말일까요? 이런 일은 왜 벌어졌을까요? 어떻게 조치해야 할까요? 증상은 얼마나 좋아질 수 있을까요?

박 씨와 가족들은 너무나도 걱정되고 불안합니다. 하지만 아무리 인터넷을 찾아봐도 알아볼 수 있게 설명해 놓은 곳이 없습니다. 무조건 의사 선생님 말만 들을 수 밖에 없습니다.

여러분이나 여러분의 가족들이 어느 날 갑자기 겪을 수 있는 일입니다. 실제로 제가 경험했던 여러 환자분들의 사례이기도 하고요. 증상이 나타나기 전까지는 자기에게 그런 병이 있는지도 모르고 사는 분들이 많습니다. 뭐, 그래도 어쩔 수

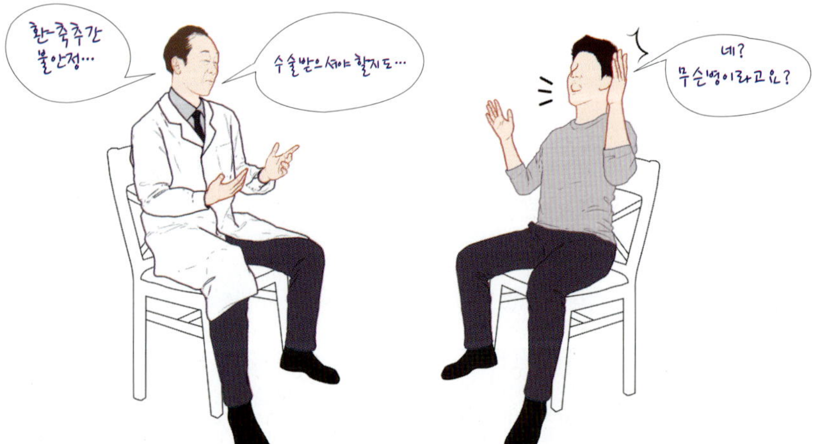

없겠지요. 흔한 병도 아니고, 모든 사람을 일일이 검사해 볼 수도 없으니 말입니다. 하지만 이러한 상황을 알게 되신 이후부터는 실수없이 현명한 결정을 하셔야 합니다. 그것이 자신도 모르게 목에 찬 시한 폭탄을 안전하게 끌 수 있는 방법입니다.

현대 의료에서 치료는 예전과 같이 의사에 의해서만 이루어지는 것이 아닙니다. 환자와 가족분들은 자신과 가족의 병을 잘 이해하고, 치료의 옵션들을 고려할 줄 알아야 하며, 향후 이루어지는 진단과 치료 과정을 의사와 함께 협조하여 진행해 나가야 합니다. 그래야 성공적인 치료가 될 수 있습니다. 따라서 병에 대해 정확한 지식을 가지고 있는 것이 올바른 치료와 재활의 필수 조건이 되는 것입니다.

그것이 이 책을 읽으셔야 하는 이유입니다.

1-2번 경추 불안정은 흔한 병은 아닙니다. 그러나 아주 드물다고도 할 수 없습니다. 막상 자기에게 일이 닥쳤을 때에 당황하여 의사의 권유만 따르려 하지 마시고, 그때부터라도 질환과 상황을 정확히 이해하고 의사가 제시하는 치료 옵션들에 대해서 올바른 선택을 내릴 줄 아셔야 합니다. 지나친 두려움을 가지실 필요도 없고, 지나친 낙관론을 가지고 계셔도 안됩니다.

이 책은 의사가 아닌, 이 병을 가지고 계신 환자분들과 그 가족분들을 위한 책이며 따라서 그 분들의 눈높이에 맞추어 써졌습니다. 진단과 질환 관리, 그리고 치료와 재활에 대해 꼭 아셔야 할 내용들만 하나하나 어렵지 않게 설명하려 하였습니다. 대부분은 제가 진료실에서 환자분들에게 가장 많이 받는 질문들에 대한 답을 드리려 했습니다. 그것이 독자들의 궁금증과 가장 일치할 것이라고 생각했기 때문입니다. 이 책은 목에 원하지 않는 병을 얻어 고통받는 분들이 과도하게 불안해 하지 않고, 병을 직시하며 현명한 선택을 하실 수 있는 길잡이가 될 것입니다.

의사마다 다른 소리를 하는데 누구 말이 맞는 건가요?

척추 전공 의사들은 왜 저마다 다른 말을 하는가?

아주 좁은 의미로 의사와 환자가 만나 병을 진단하고 그에 맞는 치료를 해나가는 과정을 진료라고 합니다. 그렇다면 여러분들이 생각하시는 올바른 진료란 무엇일까요? 환자에게 가장 좋은 결과를 만드는 것을 말할까요? 환자를 가장 인간답게, 친절하게 대하는 것을 말할까요? 가장 많은 의사들이 원하고 받아들이는 것을 말할까요? 도대체 무엇일까요?

만약 어떤 병에 가장 올바르다고 알려진 진단과 치료 방법이 있다면 그것은 누가 찾은 것이고, 누가 권하는 것일까요? 그리고 의사들은 그러한 진료 가이드를 한사람도 거부하지 않고 모두 받아들여야 할까요? 만약 이 기준에 따르지 않는 의사가 있다면 그는 나쁜 의사일까요? 그 의사는 어떻게 제재해야 할까요?

잘 모르시겠지요? 과학, 철학, 윤리가 섞여 있는 복잡한 문제라서 정답은 없습니다. 의료계에서도 최선을 찾으려고 항상 고민하고 있습니다. 그렇다고 모범답안이 없는 것은 아닙니다. 일반적으로 통용되는 것이 있지요. 감히 제 기준에서 말씀드리면 다음과 같습니다.

<u>올바른 치료는 환자의 인권을 충분히 고려하면서 가장 좋은 결과를 내는, 가장 가성비 높은 치료를 말합니다.</u> 물론 이 세가지 기준이 서로 모순을 나타낼 때도 있어요. 어떤 암을 100% 치료할 수 있는 A라는 약이 출시되었는데, 그게 한 알에 1억이라고 하면 그 약을 쓰는 것이 올바른 치료일까요? 병은 낫더라도 가정은 파산하게 될 텐데 말이죠. 만약 그전에 쓰던 완치율 95%의 B라는 약이 있는데 그것은 한 알에 1만원이라면 어떨까요? 대부분의 의사와 환자들은 두번째 약으로 하는 치료를 올바른 치료라고 하겠지요? 물론 A가 의학적인 결과상으로는 최선의 치료이지만 말이지요. 제 말에 동의하지 않으시는 분들도 분명 계실 겁니다. 왜냐하면 이것은 개인의 가치관과 철학에 달린 문제이니까요.

또 이건 어떨까요? C라는 약은 최근 개발된 것으로 대부분의 의사들이 효과가 있을 것이라고 큰 기대를 하고 있습니다. 그전에 쓰던 D라는 약이 효과도 떨어지고 부작용도 많았었거든요. 하지만 아직 국가기관으로부터 허가를 받지는 못했습니다. 허가 과정이 보통 몇 년씩 걸리니까요. 여기 생명이 위독한 환자가 있다면 C와 D중 어떤 약을 사용하는 것이 올바른 치료일까요? 흔히 들어왔던 말대로 “의사가 환자를 자기 가족이라 여기고 결정하는게 최선의 치료지!”라고 생각하시나요? 만약 제 가족이라면 C라는 약이 더 좋을 것 같아서 그렇게 결정했습니다. 하지만 약을 쓰던 도중 뜻하지 않던 부작용이 나타나 환자의 상태가 악화되었어요. 여러분이 환자나 보호자라면 제 결정이 올바른 것이었다고 이해할 수 있을까요? 제 가족이라고 생각하고 치료한 것인데 말이지요.

이렇듯 의사가 환자를 진단하고 치료하는 최선의 진료 행위는 한가지로 정의하기가 무척 어려운 것입니다. 따라서 여러 전문가들의 의견을 모으는 것이 중요하겠지요. 그들 중 다수가 의사로서의 윤리와 가치관에 따라 동의하는 것이 아마 최선이 되겠지요. 의사들에게서 이러한 역할을 하는 전문가들의 집단, 즉 의사들의 집단이 바로 협회나 학회입니다. 의사협회, 병원협회 등의 단체와 내과학회, 척추외과학회 등과 같은 학회말이지요. 이 중 특히 학회는 설립 목적에 맞는 주제의 연구 결과와 지식을 회원들간에 꾸준히 토론, 비판, 공유함으로써 올바른 진료 지침을 형성하고, 이를 내외부적으로 발표, 교육시키기도 합니다. 학회는 국내 뿐 아니라 전세계 해당 의사들이 전부 모인 국제 학회도 있습니다. 여기에서 세계적으로 어느 정도 일치된 의견(컨센서스, consensus)이 만들어지는 것입니다. 하지만 사항에 따라서는 아직 서로 의견 일치가 되지 않고 논란이 계속되고 있는 것들도 많습니다.

가령 예를 들어 ‘세계 척추 학회(가칭)’라는 곳이 있어 전세계 척추를 연구, 진단, 치료하는 의사들이 모여 있다고 해봅시다. 여기서 여러분이 갖고 계시는 병을 치료하는 방법으로 E가 더 좋은지 F가 더 좋은지 학문적으로 건전한 논란이 한창이라서 의견 일치가 되지 않았다고 생각해 보세요. 이러한 상황에서는 환자분들이 병원에 가게 되면 어떤 의사는 E라는 치료를, 어떤 의사는 F라는 치료를 권할테니 누구 말이 맞는지 헷갈리실 겁니다. 또 E를 권하는 의사는 F의 단점을 크게 부각시켜서 환자분들의 혼란과 불안감을 더 키울지도 모릅니다.

자, 이것이 여러분들은 병원에 가면 의사마다 서로 다른 말을 한다고 느끼시는 이유입니다. 아직 명확하게 어떤 것이 더 좋다고 판명되지 않은 것들이 있기 때문입니다.

A와 B의 차이처럼 어떤 의사는 1% 더 나은 결과를 얻으려고 10배 더 비싼 의료 재료를 선택하기도 합니다. C와 D의 차이처럼 어떤 의사는 환자를 자기 가족이라 생각하고 아직 입증되지 않은 치료를 할 수도 있고, 그런 만큼 그 결과가 좋지 않을 수도 있습니다. 물론 극히 일부 의사는 돈을 벌 목적으로 입증되지 않은 치료를 하는 경우도 있습니다. E나 F의 차이처럼 아직 결론이 나지 않은 여러 가지 치료법들이 있다면 이것은 어떤 치료를 권하든지 그 의사의 경험과 지식에 의존할 수 밖에 없는 것입니다.

그렇다면 전문가가 아닌 여러분들이 이런 혼란으로부터 빠져나올 수 있는 방법은 무엇일까요? 네, 바로 여러분들이 병과 치료에 대해 기본적인 개념을 알고 계셔야 합니다.

목이나 허리 병의 치료는 아직도 명확한 진료 지침이 확립되지 않은 것들이 많습니다. 그래서 여러 의사들이 여러 치료법들을 소개하고, 자기 것이 최고라고 선전하고 있는 것입니다. 하지만 이러한 혼란스러움 중에서도 어느 정도 잘 알려진, 많은 의사들이 받아들이는 연구 결과나 기준들은 있습니다. 이것만 알아도 최소한 엉뚱한 치료를 받는 일은 없겠지요? 이 책에서는 환축추간 불안정에 대해 이러한 기본 개념들을 설명드릴 것입니다. 아마도 이 책의 마지막 장을 넘기실

때쯤 되면 웬만한 의사 선생님들보다도 더 확실한 개념을 가지고 계시게 될 것입니다. 그 개념이 바로 여러분들이 올바른 치료를 받는 밑거름이 될 것이라 확신합니다.

이 책을 읽는 순서

1-2경추간 불안정의 원인 질환은 상당히 여러 가지 종류가 있으며 병의 특성도 또한 다릅니다. 하지만 병의 말기에 가서는 결국 종착점이 같아지는데 그것이 상위 경추부, 그 중에서도 1-2번 경추의 불안정, 탈구입니다. 이 불안정, 탈구에 대한 진단과 치료는 현재 의사들 간에 어느 정도 공통된 의견이 형성되어 있어 논란의 여지가 크지 않습니다. 따라서 저는 이 책을 읽으시는 분들이 더 빠르고 쉽게 이해하시기 위해 다음과 같이 책의 내용을 전개하려 합니다.

1. 제 1장에서는 병을 이해하기 위해 꼭 아셔야 할 상위 경추부의 해부학적, 생리학적, 생역학적 기본 지식을 전달해 드리겠습니다. 이 부분은 **이 책을 읽으시는 모든 분들이 아셔야 할 사항입니다.**
2. 제 2장에서는 상위 경추부 질환의 종착역이라고 할 수 있는 환축추 불안정의 개론에 대해 말씀드릴 것입니다. 역시 **이 책을 읽으시는 모든 분들이 아셔야 할 사항입니다.**
3. 제 3장에서는 1-2번 경추 불안정을 일으키는 흔한 질환, 골절의 세부 각론을 적겠습니다. 독자 여러분들은 자신이나 가족분들에 **해당되는 내용만 숙지**하시면 됩니다.
4. 마지막 장은 치료와 재활에 관한 것입니다. 이 장에서는 아마도 여러 병의 마지막 문제, 1-2번 경추 불안정, 탈구, 척수 압박을 해결하는 치료에 관한 문제들을 다룰 것입니다. **역시 모든 분들이 꼭 알고 계셔야 합니다.**

자, 그럼 이점에 유의하시면서 책을 시작하겠습니다.

제 1 장
목의 구조와 기능

목에 생기는 병이나 골절을 이해하시기 위해서는 우선 목의 해부학적 구조와 기능 등을 아실 필요가 있습니다. 차량을 인도하는 네비게이션 시스템이, 지도 없이 만들어질 수 없듯이 목의 병을 이해하기 위해서는 목 안의 생김새와 구조, 목을 이루고 있는 구조물들 그리고 그들간의 관계 등 기본적인 지식없이 불가능하기 때문입니다. 그래서 이번 장에서는 목, 목뼈, 그곳을 지나는 신경 등의 기본적인 해부학적 지식을 전해드릴 것입니다. 와, 이제 막 의과대학에 들어온 신입생들 같군요. 하지만, 의과대학생들이 배우는 것보다는 훨씬 쉽고, 이해하시기 쉬운 용어로 설명 드릴 테니 부담 갖지 마시고 잘 따라오시기 바랍니다. 특히, 우리들이 궁금해하고 있는 상위 경추부에 대해서는 더욱 자세히 설명드릴 것입니다. 만약 중간에 이해가 안되실 때는 앞장을 다시 한번 숙독해 보시는 것이 한 가지 방법이 되지 않을까 합니다.

목은 왜 중요하지요? 무슨 기능을 하나요?

목의 기능

목은 우리의 머리와 몸통을 연결해주는 중요한 통로 역할을 합니다. 목은 비교적 움직임이 자유로워 머리와 눈, 코, 입, 귀 등의 감각 기관을 필요한 위치에 가져다 놓기 용이합니다. 시각이 모든 감각의 90%를 담당하는 사람에게서는 원하는 방향으로 시선을 돌릴 수 있게 하는 것이 가장 큰 기능이겠지요. 목에는 또한 신경, 근육, 동맥, 정맥 등 혈관, 목뼈, 림프관, 분비샘, 식도, 기도 등 생명 유지에 필수적인 구조물들이 지나갑니다. 뇌에서부터 몸통과 팔다리로 가는 신경의 통로가 되기도 하고, 머리의 균형을 잡는 균형추의 역할도 하며, 기도를 통해 호흡을, 식도를 통해 음식이나 수분을 섭취하는 기능을 도와주기도 합니다. 이러한 중요한 기관들이 가슴 부위에서처럼 갈비뼈 같은 뼈로 보호도 받지 못한 채 드러나 있으니 대단히 손상받기 쉬운 부위이기도 하지요.

이 책에서 목을 이루는 모든 구조물들을 설명드릴 필요는 없습니다. 목 디스크라는 병을 이해하기 위한 기본적인 것들만 아시면 됩니다. 목뼈, 신경, 혈관, 식도, 기도 등만을 다루게 될 것입니다.

척추는 어떻게 생겼으며 그 중 경추(頸椎;목뼈)는 어느 부위에 있나요?

척추의 구조

상위 경추를 잘 아시기 위해서는 전체 목뼈와 전체 척추에 대해 조금 이해하실 필요가 있습니다.

척추는 아시다시피 우리 목과 몸통의 중심을 이루는 기둥이며 뼈와 연골, 추간판(椎間板, 디스크), 인대로 구성되어 있습니다. 그렇다고 척추 전체가 온통 하나의 뼈로 이루어진 것이 아닙니다. 만약 그렇게 되어 있다면 몸을 굽히고 펴거나, 좌우로 기울이거나, 혹은 돌리는 등의 움직임을 전혀 만들지 못하겠지요. 척추는 조각조각 나누어져 있고, 각각의 연결된 조각들 사이에서 움직임이 일어납니다. 쉽게 비유해서 척추는 모두 26개의 장기알을 위로 차곡차곡 쌓아 놓은 것과 비슷하다고 생각하시면 가장 적당하겠네요. 물론 장기알 사이에는 쿠션 역할을 해줄 수 있는 작은 방석들이 끼어 있는데 이것이 여러분들이 잘 아시는 디스크(=추간판, 앞으로는 주로 디스크라는 용어를 쓸 것입니다)입니다. 따라서 디스크는 원래 우리 몸에 정상적으로 있는 구조물이며 흔히 쓰이듯이 병명은 아닙니다. 그러니까 "나 요즘 디스크가 생겼어.", "디스크로 치료받고 있어." 라는 말은 엄밀히 말해서 잘못된 용어이지요.

물론 26개의 척추뼈가 모두 똑같이 생기지는 않았습니다. 어떤 것들은 아주 기괴한(?) 모양을 갖고 있기도 해요. 그렇다고 26개의 뼈에 모두 다른 이름을 붙인다면 너무 복잡하겠지요? 그래서 대략 유사한 모양과 기능을 가지고 있는 척추뼈를 부위에 따라 구분하게 되었습니다. 사람의 척추는 크게 5부분으로 구분하는데요, 두개골부터 몸통 사이에는 7개의 경추(頸椎, 목척추)가 있습니다. 이 밑으로는 12개의 흉추(胸椎, 가슴척추), 5개의 요추(腰椎, 허리척추), 1개의 천추(薦椎, 골반척추), 그리고 1개의 미추(尾椎, 꼬리척추)가 차례로 이어집니다.

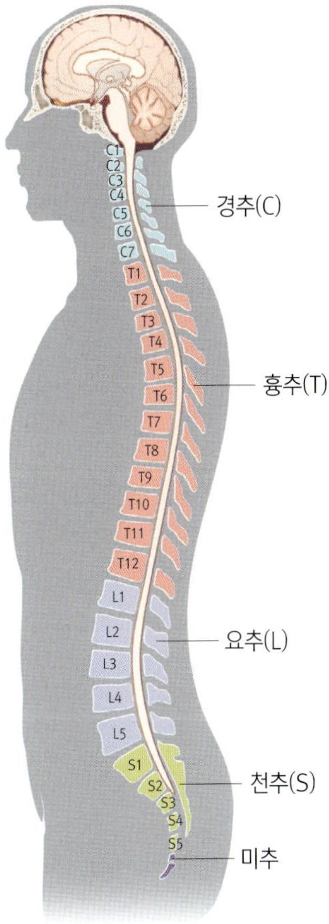

경추의 아래에는 주로 흉부를 이루고 있는 12개의 흉추(가슴 척추)가 있습니다 흉추에는 늑골(肋骨, 갈비뼈)이 연결되어 있어서 마치 새장 모양의 둥근 공간을 만들게 되는데, 여러분들도 잘 아시다시피 이 공간에는 심장과 폐가 들어 있습니다. 심장과 폐가 생명을 유지하는데 일차적으로 중요한 장기이기 때문에 딱딱한 흉곽에 둘러싸여 보호되고 있다고 생각할 수 있죠. 또한 흉추에서는 몸통을 앞뒤로 혹은 좌우로 기울이는 움직임보다는 회전을 일으키는 움직임이 상대적으로 크게 나타납니다. 저는 골프를 잘 못 치지만 독자분들 중에는 골프 좋아하시는 분도 많을 것입니다. 골프 스윙을 배우면서 자주 듣게 되는 말이 무엇이지요? 바로 "몸의 회전을 이용하라." 는 말입니다. 하지만 몸의 회전은 결국 흉추가 유연한 사람에게서나 가능한 일입니다. 그래서 아직 몸에 유연함이 남아있는 아이들이나 여성에서 유리한 것입니다. 그러니까, 골프 스윙을 할 때 몸의 회전이 좀 덜 된다고 하더라도 크게 실망하시거나 좌절하실 필요는 없습니다.

흉추의 밑, 즉 허리 부위에는 5개의 요추(허리척추)가 있습니다. 몸통과 골반을 연결해 주어 상체의 하중을 하체로 전달해 주는 아주 중요한 부위입니다. 우리 몸의 기둥 뿌리라고 할 수 있겠네요. 그래서 아프기도 잘 아프고, 디스크 등 병도 잘 생기는 부위이지요. 바로 위에 있는 흉추의 움직임이 많지 않기 때문에 많은 움직임을 만들어 내야 하는 부위이기도 한데, 주로 몸을 앞뒤로 숙이고 젖히는 동작 (굴곡-신전)과 좌우로 기울이는 움직임(좌우측 굴곡)이 많이 만들어집니다. 큰 하중이 걸리는 곳이라서 척추가 제일 단단하고 크게 생겼습니다. 충격을 완화하기 위해 디스크도 상당히 크고 두꺼워요. 디스크의 모양은 앞쪽이 두껍고 뒤쪽이 얇은 쐐기(사다리꼴) 모양인데, 하나가 아니고 여러 개의 디스크가 이러한 형태를 가지면 결국 요추 전체가 앞으로 볼록하고 뒤로 오목한 전만 형태(lordosis)를 가지게 됩니다. 이 전만이 상당히 중요한데 이는 다음장에서 다시 설명드리겠습니다.

천추는 엄마 뱃속의 발생 초기에는 요추처럼 5개의 뼈로 나뉘어져 있었습니다. 하지만 출생 시에는 하나의 뼈로 합쳐지지요. 하나의 뼈이기는 하지만 모양에 따라서 1-5번 천추까지 번호를 붙이기도 합니다. 천추는 거의 기능을 하지 않는 미추를 제외하고는 척추의 가장 밑부분에 해당하며, 양쪽 골반뼈와 관절을 이루어, 상반신의 체중을 양쪽 다리로 전달하는 역할을 합니다.

목뼈는 어떻게 생겼나요?

또한, 상위 경추부는 어디를 지칭하는 것인가요?

경추의 구조

목뼈는 7개의 뼈로 이루어져 있습니다. 이 중에서 위의 2개는 매우 특이하게 생겼고, 역할도 달라서 따로 구분합니다. 하지만 목뼈는 이외에도 사실 두개골 밑부분을 함께 포함한다고 할 수 있습니다. 목뼈와 중요한 관절을 이루고 있기 때문입니다. 따라서 상위 경추부는 두개골 밑부분-1번 경추(환추)-2번 경추(축추)까지를 일컫는 말입니다. 뼈들이 각각 독특한 모양과 기능을 가지고 있고, 또한 중요한 역할도 가지고 있기 때문입니다.

3번부터 7번 목뼈는 비슷하게 생겼으며 기능도 거의 유사합니다. 소위 디스크라는 병이 자주 발생하는 부위입니다. 이 부위는 상위 경추부와 구별하기 위하여 '하위 경추부' 혹은 '축추하 경추부(軸椎下 頸椎剖)'라고도 합니다.

우선 하위 경추부에 대해 먼저 소개하고, 상위 경추부를 비교적 소상히 말씀드리겠습니다.

하위 경추부는 어떻게 생겼고 무슨 역할을 하나요?

(바쁘신 분들은 이 항목을 넘어가셔도 됩니다.)

하위 경추부의 구조와 기능

하위 경추부는 3-7번 목뼈 5개로 이루어져 있습니다. 마치 장기알 5개가 차곡차곡 쌓여 있는 모양입니다. 목뼈 사이사이에는 쿠션 역할을 하는 방석같은 것들이 끼어 있는데, 이것이 바로 디스크(추간판, 椎間板)입니다. 목뼈로 전달되는 하중을 완화시키는 역할을 하고 목뼈 사이의 움직임도 가능하게 하지요. 3-7번 목뼈는 목을 숙이고 젖히며, 좌우로 기울이고, 좌우로 돌리는 역할을 주로 합니다. 각 마디에서의 움직임은 대략 굽히고 젖히는 것 15도, 좌우로 기울어지는 것

양쪽 10도씩, 좌우로 돌리는 것 양쪽 각 5도씩이 일어납니다. 만약 2마디를 뼈로 붙이는 수술을 한다면 굽히고 젖히기 30도, 좌우로 기울이기 20도씩, 좌우로 돌리기 10도씩이 소실되어 목이 조금 뻣뻣해질 수 있겠지요.

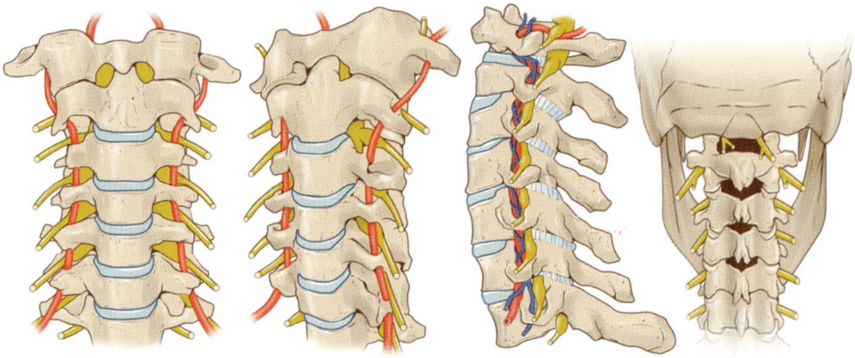

목뼈의 앞, 사면, 옆 모습, 그리고 뒷 모습. 빨간 띠모양의 구조물은 척추 동맥이고 파란 띠모양은 척추 동맥을 둘러싸고 있는 작은 정맥들입니다. 그리고, 노란 띠는 신경공을 빠져 나오는 경추 신경근입니다. 1, 2번 목뼈를 제외한 나머지 5개의 뼈는 매우 유사하게 생겼으며, 이 들 중간 중간 하늘색으로 보이는 것이 목 디스크입니다.

목 디스크는 어떻게 생겼으며 기능이 무엇인가요?

(바쁘신 분들은 이 항목을 넘어가셔도 됩니다.)

목 디스크의 구조와 기능

디스크는 얇은 방석 모양이며 구조와 성분에 따라 다시 두 부분으로 나뉩니다. 가운데 들어있는 것이 동그란 것이 수핵(髓核, nucleus pulposus), 바깥쪽을 싸고 있는 타이어 같이 생긴 것이 섬유윤(纖維輪, annulus fibrosus)입니다. 수핵에는 당단백(糖蛋白)이라는 고분자 물질이 있습니다. 이 당단백이 삼투압을 발휘해서 물을 끌어당기죠. 그 결과 수핵은 90퍼센트 이상이 수분으로 이루어져 있습니다. 수핵의 둘레는 섬유윤이 둘러싸고 있습니다. 섬유윤은 겹겹이 쌓인 콜라젠 섬유로 구성되어 있어, 탄탄한 타이어 모양으로 수핵을 내부에 가두어 두는 역할을 합니다. 이렇게 물샐 틈없이 섬유윤에 싸인 수핵은 바람이 빵빵하게 들어찬 고무공처럼 탄성이 아주 좋아, 주로 목으로 전해지는 압박력을 견디는 역할을 합니다. 콜라겐이 풍부한 섬유윤은 인장력이 좋아서 목이 좌우, 혹은 머리쪽으로 늘어나는 인장력을 견디는 역할을 합니다.

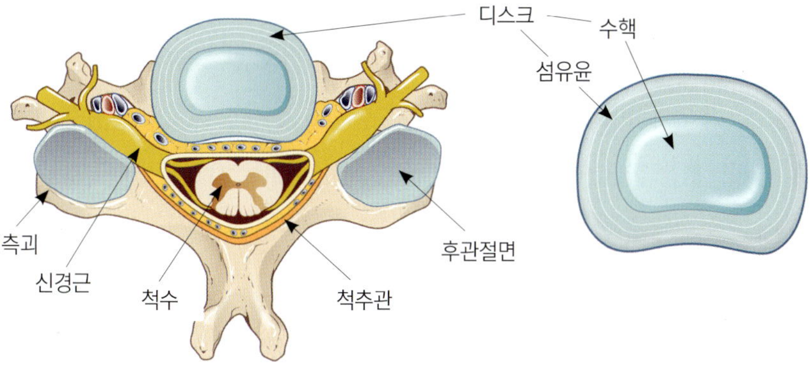

목뼈를 디스크 마디에서 절단한 횡단면 모습. 가운데 타원형 모양의 링이 디스크, 그 뒤쪽, 바깥쪽으로 보이는 타원형 2개가 후관절, 그 사이를 빠져 나가는 노란 선이 신경근입니다. 디스크 뒤쪽에는 척추관이 있고, 그 안에 척수가 지나가고 있습니다. 디스크는 중앙부에 물기가 풍부한 수핵, 그 바깥쪽을 싸고 있는 섬유윤의 두 부위로 구분됩니다.

하위 경추부에서 디스크를 제외한 나머지 부위는 어떻게 생겼나요?

(바쁘신 분들은 이 항목을 넘어가셔도 됩니다.)

척추체와 후관절, 구추관절, 추궁판의 구조

상위 경추부를 이해하시기 위해서는 하위 경추부의 구조도 어느 정도 알고 계셔야 합니다. 앞장에서 디스크는 목뼈와 목뼈 사이의 쿠션이라고 했지요? 엄밀히 말하자면 목뼈의 몸통(椎體 추체)과 몸통 사이의 쿠션입니다. 디스크의 위아래, 마치 장기알 모양의 둥근 원기둥처럼 생긴 뼈가 보이시나요? 그것이 척추의 몸통, 즉 추체입니다. 추체 뒤로는 무엇이 있나요? 양쪽에 비스듬히 뒤로 향한 한 쌍의 작은 원기둥이 있지요? 이것을 척추경(脊椎莖)이라고 합니다. "척추경 나사못"이라는 말을 들어보신 적이 있나요? 그렇습니다. 척추경 나사못은 이 곳 척추경을 통해 삽입하는 나사못을 말합니다. 척추에서 나사못을 박기에는 가장 단단하고 안전한 부위라서 이 곳에 금속 나사못을 삽입하는 경우가 많습니다. 경추에서만큼은 이 척추경 나사못이 완전히 안전하지 않은데요, 이후에 나올 것이지만 척추경의 바로 바깥쪽, 횡돌기 구멍에 척추 동맥이 있기 때문입니다. 그 뒤로는 양쪽으로 편평하고 네모난 덩어리가 있지요? 이곳을 외측괴(外側塊)라고 부릅니다. 이 외측괴는 위아래 목뼈의 외측괴와 만나서 뒤로 한 쌍의 관절을 이루는데 이 관절을 후관절(後關節)이라고 부릅니다. <u>외측괴가 제법 크고 단단하게 생겼지요? 그래서 경추에서는 척추경 대신 이곳에 나사못을 삽입하는 경우가 많습니다.</u> 이 나사못을 외측괴 나사못이라고 부릅니다. 물론 척추경 나사못에 비해서는 길이가 짧고 뼈를 고정하는 힘도 약간 떨어집니다. 하지만 나사못 삽입이 가장 안전한 부위이기 때문에 많이 사용합니다. 후관절 뒤로는 양쪽에 앞뒤로 편평하면서 뼈로 된 판이 있지요? 이것을 추궁판(椎弓板)이라고 부릅니다. 척추경과 외측괴가 만나는 곳, 그리고 추궁판과 추궁판이 만나는 곳에서는 삐쭉삐쭉 기묘하게 돋아난 뼈 돌기가 있습니다. 이것을 각각 횡돌기(橫突起), 극돌기(棘突起)라고 합니다. 횡돌기 안으로는 앞서 말씀드린 척추 동맥이 지나갑니다. 어떻습니까 바로 척추경의 바깥쪽이지요? 따라서 척추경 나사못을 잘못 삽입하면 자칫 척추 동맥을 다칠 우려가 있습니다. 저희 서울아산병원 척추팀이 어떻게 하면 이런 손상 없이 경추 척추경 나사못을 안전하게 삽입할 수 있을지 국제학회지에 발표한 연구가 다른 논문들에서 많이 인용되고 있습니다. 우리 목뼈 뒤를 만져보면 볼록볼록한 콩알처럼 만져지는 뼈들이 있지요? 이 뼈들이 바로 극돌기입니다.

추체의 윗면을 볼까요? 즉 윗쪽 디스크와 연결되는 면입니다. 추체의 윗면 앞쪽은 오목하게 함몰되어 있습니다. 하지만 뒤쪽은 양 옆에서 볼록하게 솟아나 있는데 이것을 갈고리 모양으로 생겼다 하여 구상돌기(鉤像突起, uncinate process)라 합니다. 이것이 마치 제방처럼 후외방을 막아주어 디스크가 이 쪽으

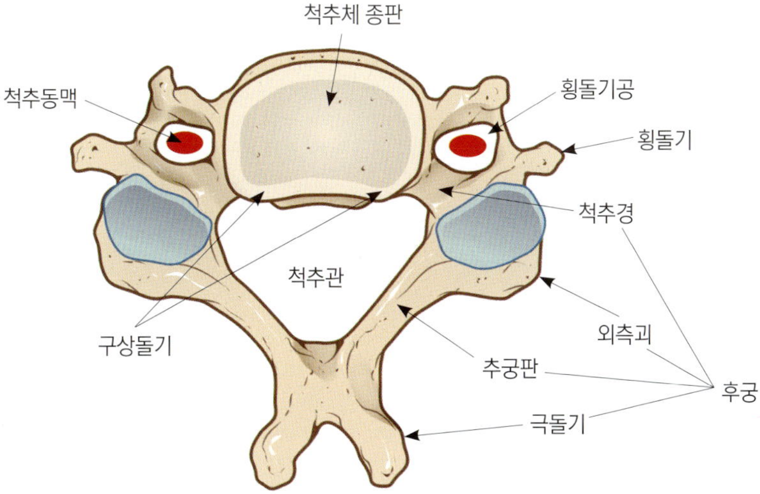

척추체 윗면과 후궁의 모습. 척추체 윗면 후외방에 도드라지게 올라온 것이 바로 구상 돌기입니다. 구상 돌기 후외방에 다리 모양의 구조물이 척추경입니다. 척추경 앞쪽 횡돌기공으로 척추 동맥이 지나가고, 척추경 후내측 척추관으로는 척수가 지나갑니다. 척추체를 제외하면 척추경, 외측괴, 그리고 추궁판은 아치 모양으로 생겼는데 그래서 이 부위를 후궁(後弓)이라고 합니다. 후궁의 뒤쪽으로 뾰족 튀어나온 것이 극돌기입니다.

로 탈출되기 어렵게 만듭니다. 이 돌기가 위에 있는 추체와 만나 관절을 만드는데 이를 구추관절(鉤椎關節, uncovertebral joint) 또는 Luschka 관절(Joint of Luschka)이라 합니다. 이 구추관절은 경추에만 있는 것입니다.

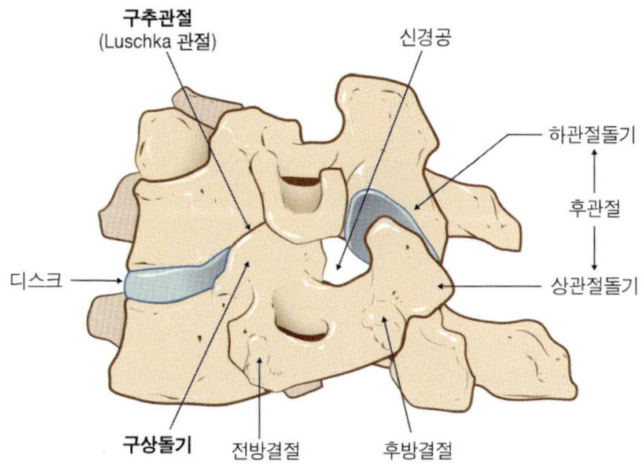

구상 돌기와 구추 관절. 구추 관절입니다. 밑에 있는 척추체로부터 튀어나온 구상 돌기가 위에 있는 척추체와 만나 관절을 이룹니다. 이 관절은 마디당 좌우에 하나씩, 한 쌍이 있습니다.

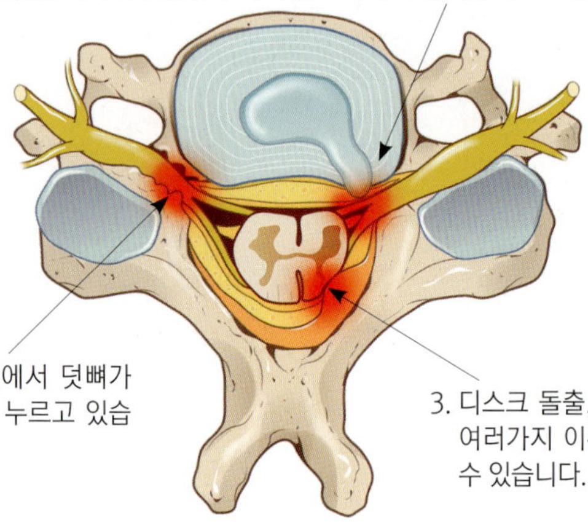

연성 혹은 경성 디스크에 의해 눌리는 신경 조직. 1번은 변성된 수핵이 갈라진 섬유윤을 뚫고 신경공으로 튀어나와 신경근을 누르는 장면입니다(연성 디스크 돌출). 2번은 구추 관절과 후관절의 퇴행성 변화에 의해 자란 덧뼈(골극)가 신경공을 좁히면서 역시 신경근을 누르는 장면입니다(경성 디스크 돌출). 3번은 이상의 여러 가지 이유와 두꺼워진 황인대가 함께 척추관을 좁혀 척수를 누르고 있는 모습입니다(척추관 협착증).

디스크와 후관절 2개는 요추에도 있습니다. 따라서 요추는 관절이 3개입니다. 경추에는 몇 개일까요? 이 구추관절 2개가 더해져서 모두 5개입니다. 그런데 여기서 구추관절과 관련된 재미있는 현상이 있습니다. 디스크의 후외방 돌출을 막는 제방 역할을 하던 이 Luschka 관절이 디스크가 노화되면 급격한 하중을 받아서 덧뼈(골극, 骨棘)가 자라게 되는데, 이것이 거꾸로 마치 튀어나온 디스크처럼 신경근을 누르는 일이 종종 일어나게 됩니다.

수술이나 진단명에서 후궁, 척추관이라는 용어가 많이 나와요. 그것은 무엇을 말하는 것인가요?

후궁(後弓), 척추관의 구조

자, 이제 경추체(경추의 몸통) 뒤쪽의 둥근 부분만 따로 떼어 생각해볼까요? 그러면 척추경, 외측괴, 그리고 추궁판으로 구성된 마치 아치 모양으로 생긴 뼈가 보이지요? 이것을 뒤쪽에 있는 아치라고 해서 후궁(後弓, posterior arch)이라 합니다. 이 아치는 앞쪽에서 추체 뒷면과 만나 동그란 고리를 형성하는데 이것이 척추관(脊椎管)입니다. "척추관 협착증"이라는 병명 많이 들어보셨지요? 바로 이 관이 좁아진 것을 말합니다. 이 척추관은 경추, 흉추, 요추, 천추에 모두 있습니다. 따라서 요추의 척추관이 좁아졌을 때는 '요추 척추관 협착증'이라고 하고, 경추의 척추관이 좁아졌을 때는 '경추 척추관 협착증'이라고 합니다.

추체의 뒷면은 후종인대(後縱靭帶, posterior longitudinal ligament)가 덮고 있

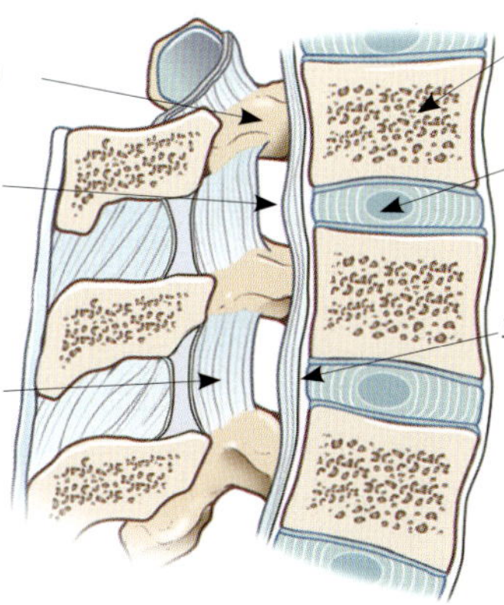

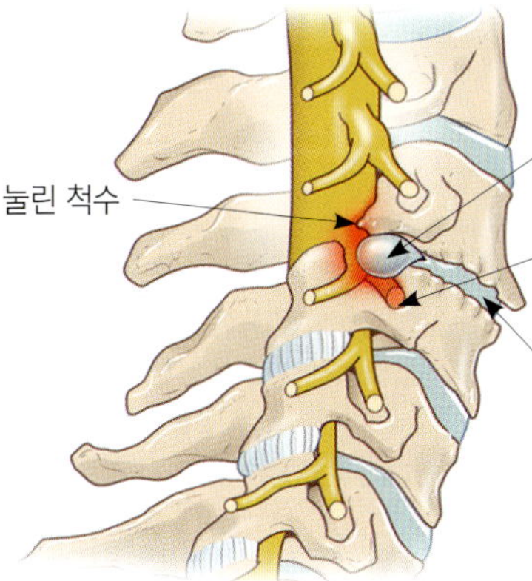

목뼈가 차곡차곡 쌓이면 이 것을 유지하기 위해 강한 인대들이 필요한데 그것이 전종인대, 후종인대, 황인대입니다. 또한 쌓여있는 두 목뼈의 척추경이 타원형의 구멍을 형성하는데 이것이 신경근이 빠져나가는 신경공입니다. 신경공으로 수핵이 튀어나오거나 덧뼈가 자라나와 신경공을 지나는 신경근을 누르면 신경근증이 발생하게 됩니다.

습니다. 만약 이 후종인대가 두꺼워진다고 생각해 보십시오. 척추관쪽으로 자라들어가 척추관 협착증을 일으키겠죠? 이것이 바로 우리나라에서 목 디스크 다음으로 흔한 목병인 후종인대 골화증의 기본 병리입니다. 목뼈가 겹겹이 쌓이다 보면 위아래 척추경들 사이사이로 타원형의 구멍이 만들어지는데 이것이 신경 구멍(신경공, 神經孔)이며 이 구멍을 통해 신경근(神經根)이 경추 밖으로 빠져나가게 됩니다.

경추의 양쪽 횡돌기에는 작은 구멍이 하나씩 있는데 이것을 횡돌기공(橫突起孔, 횡돌기 구멍)이라고 합니다. 7번을 제외한 1-6번 목뼈의 횡돌기공으로는 척추 동맥, 정맥 및 교감 신경총(sympathetic plexus)이 통과합니다. 척추 동맥은 심장으로부터 소뇌와 중뇌, 뇌간, 뇌교 부위로 가는 혈류를 담당하는 아주 중요한 동맥입니다.

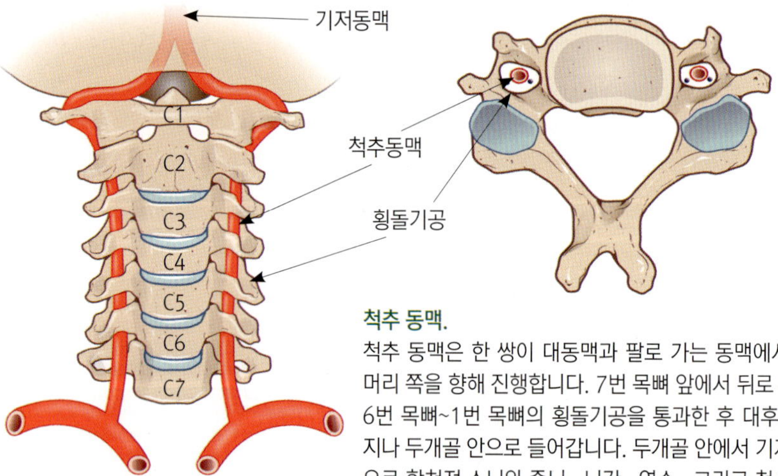

척추 동맥.
척추 동맥은 한 쌍이 대동맥과 팔로 가는 동맥에서 나와 머리 쪽을 향해 진행합니다. 7번 목뼈 앞에서 뒤로 휘어져 6번 목뼈~1번 목뼈의 횡돌기공을 통과한 후 대후두공을 지나 두개골 안으로 들어갑니다. 두개골 안에서 기저 동맥으로 합쳐져 소뇌와 중뇌, 뇌간, 연수, 그리고 척수 앞쪽 2/3를 공급하는 동맥들을 내보냅니다.

이 횡돌기공과 그 곳을 지나는 척추 동맥은 오로지 경추에만 있으며, 경추 수술이 흉추나 요추처럼 자유롭지 못하고 까다롭게 만드는 걸림돌이 됩니다. 경추 수술이 다른 부위 수술에 비해 더 위험하고 어렵다고 하는 것은 경추부에만 있는 척수와 이 척추 동맥이 그 원인이 되는 경우가 많습니다.

상위 경추부는 두개골 하부, 1번, 2번 목뼈로 이루어졌다고 했지요? 각각의 모양이 어떻게 생겼나요?

상위 경추부의 구조와 기능

두개골 아래 부위, 1번, 2번 목뼈는 3-7번 목뼈와는 아주 다르게 생겼습니다.

우선 1번 목뼈는 동그란 고리 모양으로 생겨서 '환추(環椎)'라고 불립니다. 영어 이름도 있는데 하늘을 들고 있는 그리스 거인인 아틀라스(Atlas)예요. 머리를 들고 있는 모습이 마치 하늘을 지고 있는 아틀라스와 비슷하다고 해서 붙여진 이름입니다. 그럴 듯 하지요?

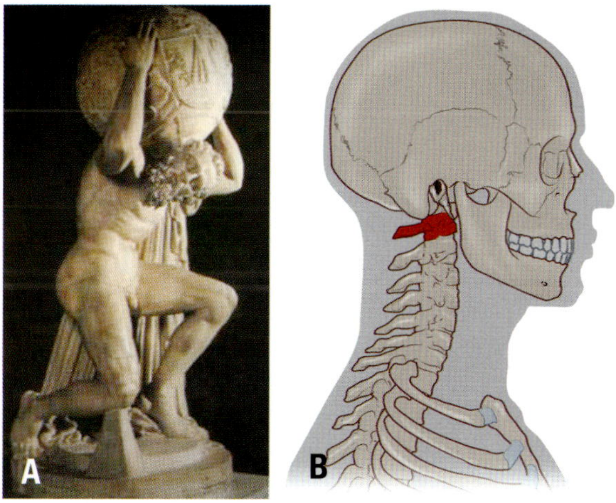

하늘을 들고 있는 아틀라스. (A) 하늘을 들고 있는 아틀라스 (B) 1번 목뼈가 두개골을 들고 있는 모습이 마치 이와 비슷하다고하여 1번 목뼈(붉은 색) 를 아틀라스라고 이름 붙였습니다. 낭만적이죠?

환추는 척추의 몸통(추체, 椎體)과 극돌기가 없는 고리 모양입니다. 다른 목뼈에 있는 후궁(後弓)은 있고, 추체가 없는 대신 전궁(前弓)이 있습니다. 후궁이 2

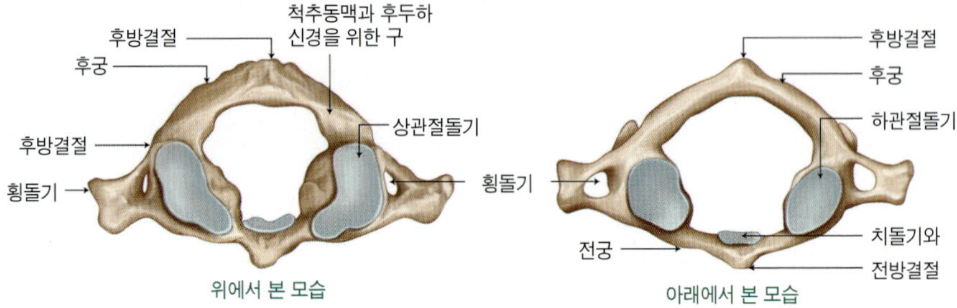

환추의 해부도.

배 더 깁니다. 이 전궁과 후궁은 두 개의 외측괴로 연결되어 있습니다. 잘 들으십시오. 전궁의 뒷쪽면에는 나중에 2번 목뼈의 치돌기가 들어와 위치하게 될 치돌기와(齒突起窩, fovea dentis)라는 게 있습니다. 전궁의 양측에는 다른 목뼈에 비해 크고 긴 횡돌기가 있는데 여기에 구멍이 뚫려 있습니다. 이를 횡돌기공(橫突起孔, 횡돌기 구멍)이라고 하는데 이 구멍 속으로 아래로부터 올라오는 척추동맥이 지나갑니다. 척추 동맥이 여기를 통과하자마자 뒤쪽으로 한 번 휘감기면서 올라가는데 따라서 후궁의 윗면에는 이러한 척추 동맥이 놓이게 될 도랑(구)이 준비되어 있습니다.

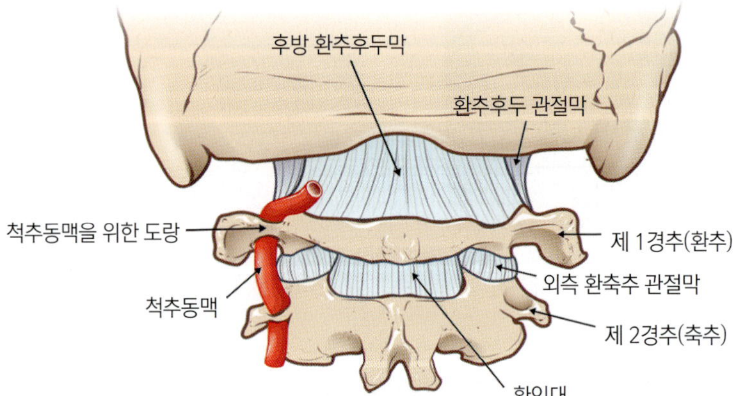

상위 경추부를 뒤에서 본 모습.
척추 동맥은 환추 상방에서 후방 결절의 바깥으로 약 1.5 cm 외측에서 후방 환추후두막을 뚫고 들어갑니다.

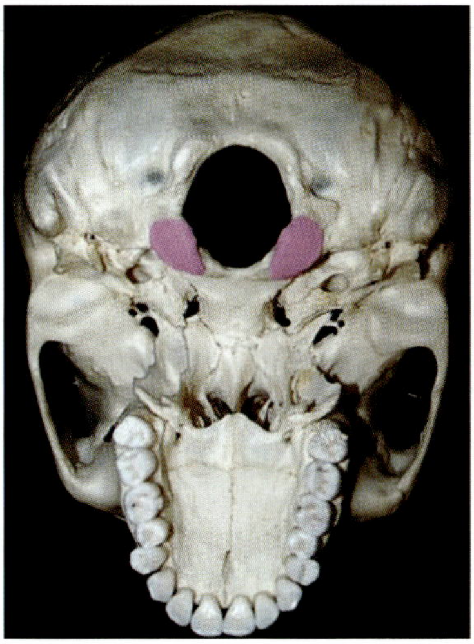

두개골의 밑면.
분홍색으로 보이는 강낭콩 모양의 융기가 제 1경추(환추)의 위쪽 관절면과 관절을 이룹니다.

도랑이니 만큼 두께가 얇겠지요? 따라서 이 부위가 환추의 추의 고리 중에서 가장 얇아서 골절이 일어난다면 주로 여기서 일어납니다. 환추의 위쪽 관절면은 강낭콩 모양으로 생겨서 두개골 아래쪽의 앞뒤로 길쭉한 융기(후두 융기)와 관절을 이룹니다. 아래 두개골 밑부분이 보이시죠? 저기 분홍색으로 보이는 강낭콩 모양의 융기와 환추의 상부 관절면이 관절을 이루는 것입니다.

이 관절에서 앞뒤로 굽히고 젖히기 약 20~30도, 양측으로 숙이기 약 10도씩의 움직임이 만들어집니다. 이 관절은 아주 강한 관절막과 인대들로 둘러싸여 있어 앞뒤로 건드렁거리기 힘듭니다. 1 mm 이내로만 움직일 수 있습니다. 이 관절에서 문제가 생기는 경우는 거의 없습니다. 만약 문제가 생긴다면 즉사하는 경우가 많지요.

아래쪽 관절면은 양옆으로 오목하며 2번 목뼈와 관절을 이루고 목을 좌우로 돌리는데 도움을 줍니다. 곧 다시 말씀 드리겠지만 여기서 목을 좌우로 돌리는 정상 범위인 약 160도의 50% 정도, 즉 80도가 만들어집니다. 또한 제한된 범위의 앞뒤로 굽히고 젖히기, 좌우로 숙이기가 가능합니다.

2번 목뼈는 마치 맷돌 자루('베테랑'이라는 영화에서 유아인씨가 했던 대사 '어이'라고 아시지요?)가 꽂힌 맷돌 모양이에요. 그래서 축추(軸椎)라고 불립니다. 영어로도 축이라는 뜻의 axis예요. 이 맷돌 자루가 그림과 같이 고리 모양의 환추에 꽂히면 이것을 축으로 하여 마치 맷돌이 돌아가듯 뼈들이 돌아가게 되지요. 그래서 1, 2번 목뼈는 주로 목을 좌우로 돌리는 움직임을 담당하게 되는 것입니다.

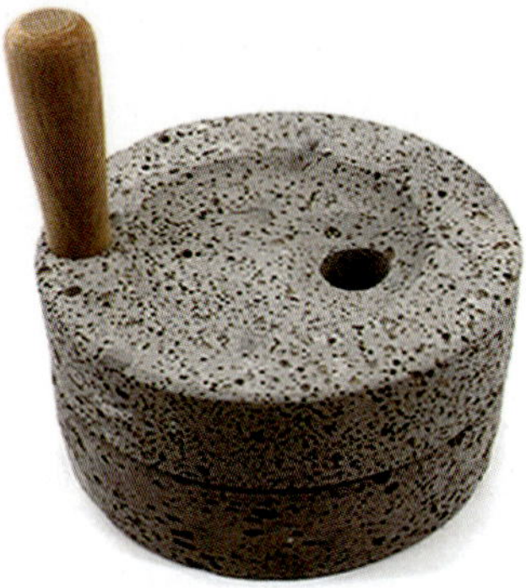

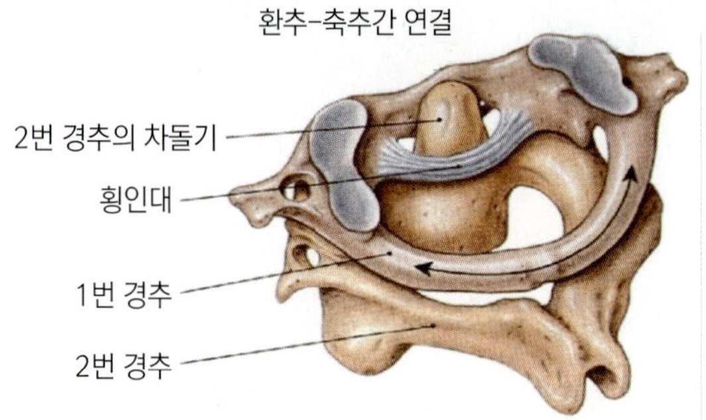

맷돌 자루가 꽂힌 맷돌 모습이 마치 2번 목뼈같이 생겼지요? 이 자루에 1번 목뼈인 환추가 꽂혀져 주로 목이 돌아가는 움직임을 만듭니다.

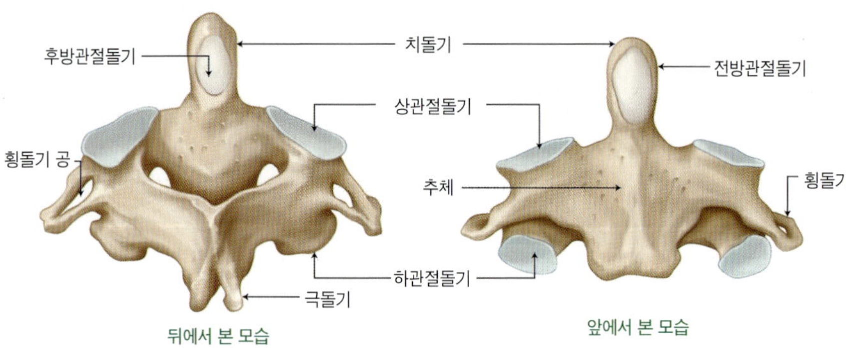

축추의 해부도.

축추는 목뼈 중 가장 큰 몸통이 있습니다. 위쪽으로는 맷돌 자루 같은 치돌기(齒突起, odontoid process, dens, 이빨 모양으로 생겼다고 해서 붙여진 이름입니다. 우리나라 같으면 '어이'라고 했을 텐데 말이지요.)가 있습니다. 원래 이 '어이', 아니, 치돌기는 환추의 추체에 해당하는 것인데 목을 잘 돌리기 위해서 축추로 내려와 붙은 것입니다. 신기하지요?

환축추 관절은 축추의 치돌기가 환추의 치돌기와에 쏙 들어가면서 이루어집니다. 주로 목을 좌우로 돌리기 최적화된 것입니다. 하지만 무엇인가가 잡아주지 않으면 안정성이 없어서 덜렁거리겠지요? 그 역할을 하는 것이 인대들인데 이 곳에 아주 복잡한 인대들이 많습니다. 다 아실 필요는 없고, 횡인대(橫靭帶), 첨인대(尖靭帶), 익인대(翼靭帶)만 알아 두십시오. 너무 복잡하면 횡인대만 아셔도 됩니다. 횡인대는 환추의 뒷면과 치돌기의 뒷면에 그림과 같이 붙어서 환축추 관절(환추와 축추 사이의 관절)의 안정성에 가장 중요한 역할을 하는 인대입니다. 첨인대와 익인대는 치돌기의 끝을 두개골에 있는 큰 구멍, 대후두공(大後頭孔)에 부착시켜 이차적으로 안정성을 주는 인대들입니다.

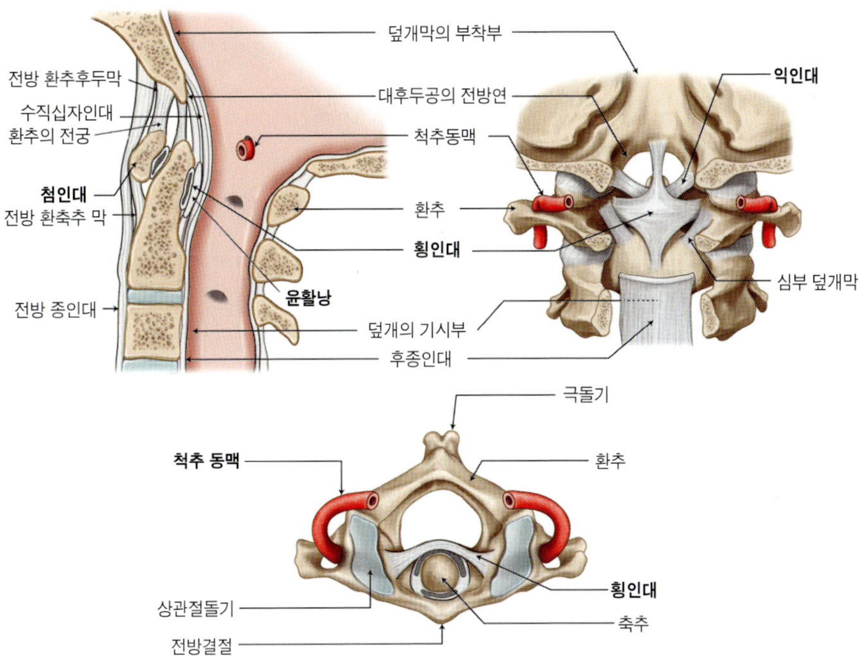

환축추 관절 해부도.

축추는 상대적으로 추궁판이 매우 커서 외측괴와의 구분이 불분명합니다. 극돌기도 목뼈의 극돌기 중 가장 크고 두꺼우며 둘로 갈라져 있는데 이는 많은 중요한 근육들이 여기에 부착하기 때문입니다. 치돌기와 추체 중심 사이는 출생시에서는 서로 떨어져서 연골로 연결되어 있는데 이것들이 한 뼈로 합쳐지는 것은 대개 6세 까지입니다. 이전에는 영상의학 검사를 해보면 골절로 오진할 수 있습니다.

척추관은 제 1경추에서는 치돌기가 1/3, 척수가 1/3을 차지하고, 나머지 1/3 공간은 골절이나 탈구 시 척수 손상을 보호하는 완충 공간이 됩니다. 조물주가 미리 어느 정도 다칠 것에 준비를 해 놓은 것이지요. 다른 부위에서는 경막 내용물이 약 50%를 차지합니다.

이 부위의 경추 신경근은 두개골과 환추 사이에서 1번 경추 신경근이, 환추와 축추 사이에서 2번 경추 신경근이 나옵니다. 특히 2번 경추 신경근은 대후두 신경(大後頭 神經, greater occipital nerve)을 주로 구성하여 뒤통수의 감각을 전달하는 역할을 합니다.

척추 동맥은 소뇌, 중뇌, 뇌간, 연수, 뇌교, 그리고 척수의 앞쪽 2/3에 피를 공급하는 아주 중요한 동맥입니다. 이것은 6번 경추에서 2번 경추까지의 횡돌기공을 통과하여 올라와, 환추의 횡돌기공을 마지막으로 통과한 후 환추 외측괴 후방의 위에 존재하는 도랑을 통해 두개골 내로 들어갑니다.

상위 경추부의 움직임은 어떻게 되나요. 그 역할은 무엇인가요?

상위 경추부에서 만들어지는 움직임

상위 경추부에서 만들어지는 움직임은 주로 좌우 회전과 굽히고 젖히는 동작입니다. 앞 장에서도 말씀드렸다시피 좌우 회전은 주로 1-2번 목뼈에서 일어납니다. 약 80도의 회전이 발생하는 것이지요. 양쪽으로 40도 정도라고 생각하시면 되겠네요. 여기서는 약 15도의 굽히고 젖히는 운동도 만들어집니다. 참 많은 운동이 만들어지지요? 그런 만큼 불안정할 수 있다는 것입니다.

두개골과 환추 사이는 어떨까요? 여기서는 주로 굽히고 젖히는 동작 20도가 만들어집니다. 좌우로 굽히는 동작도 10도씩 만들어지고요. 종합하자면 상위 경추부에서 좌우 회전 80도, 굽히고 젖히는 동작 35도, 좌우 기울이는 동작 20도가 만들어진다는 말입니다. 이런 운동성은 왜 필요한 것일까요? 그것은 사람에게서 가장 중요한 감각인 시각을 고정하기 위해 즉, 시선을 맞추기 위해 필요한 것입니다.

우선 좌우 회전은 좌우측에 있는 대상을 돌아볼 때 중요하겠지요? 목에서 약 160도의 좌우 회전이 만들어지는데 이 중 약 50%가 환-축추 사이에서 나타납니다. 나머지 50%는 축추-7번 경추 사이에서 조금씩 만들어 지는 것이고요.

그리고 굽히고 젖히는 동작은 위나 아래를 쳐다볼 때 중요할 것입니다. 목 전체에서 만들어지는 이 동작은 약 95도입니다. 이 중 약 1/3이 두개골-축추 사이에서 만들어지는 것입니다.

또 하나 중요한 것이 있습니다. 목 전체에서 만들어지는 전만이 약 42도인데 이 중 32도 정도가 1-2번 경추 사이에서 만들어집니다. 나머지 10도는 환추-7번 경추에서 만들어지죠? 전만의 3/4이 환추-축추 사이에서 만들어진다는 말이죠. 목의 전만은 왜 중요할까요? 아래 그림을 보시면 이해가 빠를 것입니다. 만약 흉추가 뒤로 볼록하게 휘어 있지 않다면 1번 흉추는 지면에 수평할 것입니다. 그러면 앞을 쳐다보기 쉽게 하기 위해 경추도 수직으로 뻗어 있으면 됩니다(A). 문제는 흉추가 후만곡을 가지면서 뒤로 볼록하기 때문에 1번 흉추가 앞을 향해 기울어있다는 것입니다. 만약 이 위에 일직선 경추가 온다면 어떨까요? 밑을 내려다 보고만 있어야겠지요. 네, 사람은 앞을 쳐다 보아야 합니다. 그러기 위해서는 경추가 어쩔 수 없이 전만, 즉 앞으로 볼록하게 휘어 있어야 한다는 말이지요. 이것의 3/4이 1-2경추에서 만들어지는 것이고요(B). 만약 2-7번 경추 사이의 전만이 부족하다면 어떨까요? 시선은 땅을 바라보고 있어야겠지요(C). 만약 이 상황에서 시선이 앞을 향하려면? 네 두개골-축추 사이, 즉 상위 경추부에서 고개를 뒤로 젖혀 전만을 더 만들어야 합니다(D). 이래서 상위 경추부의 굽히고 젖히는 운동성이 중요한 것입니다. 다리에서부터 차곡차곡 쌓아 올려진 척추의 곡선이 최상단에서 만들어낸 결과가 만족스럽지 않을 경우 이것을 최종적으로 교정하는 역할이 상위 경추부에 있는 것입니다. 바로 큰 운동성을 가지고요. 그런 만큼 어쩔 수 없이 손상에 취약한 불안정성도 함께 가지게 된 것이지요.

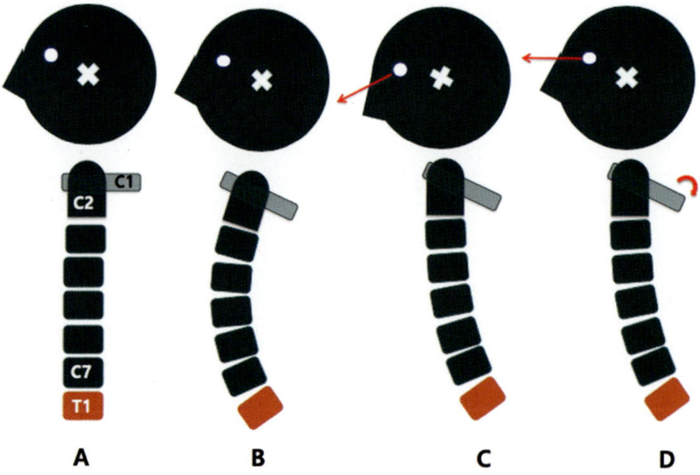

자, 여기까지가 병을 이해하시기 위한 기본 내용입니다. 아주 급하신 분들이라면 여기까지 읽으시고 각 질환편으로 넘어가셔도 됩니다. 더 급하시면 치료로 넘어가셔도 되고요. 다만 위의 내용들은 각 질환 및 치료를 말씀드릴 때 반복적으로 나오므로 꼭 알아두셔야 합니다. 한번 더 숙독하시기 바랍니다.

목을 지나는 중요한 혈관은 무엇이 있나요? 어디에 있나요?

경정맥, 경동맥, 척추 동맥, 교감 신경총

목에는 심장으로부터 뇌의 혈액을 공급하는 혈관들이 지나갑니다. 대표적인 것이 경동맥입니다. 목에 있는 가장 중요한 동맥이라서 붙여진 이름입니다. 경동맥은 4-5번 목뼈 사이에서 내경동맥과 외경동맥으로 나뉩니다. 이 중 내경동맥이 환추의 외측괴 앞에 놓입니다. 경동맥은 두뇌에 혈액을 공급하는 가장 중요한 혈관입니다. 만약 경동맥이 손상받는다면, 두뇌가 혈액 공급을 제대로 못 받아 뇌경색이 일어날 것입니다. 중풍 말이지요. 경동맥 바로 옆에는 경정맥이 같이 지나가는데, 그렇습니다, 뇌로 영양분을 공급한 피가 다시 심장으로 돌아가는 길입니다. 이 들 경동맥과 경정맥을 따라 함께 주행하고 있는 신경이 있는데 그것이 교감 신경총(交感神經叢)입니다. 교감 신경들이 그물 모양으로 뭉쳐 있다고 해서 붙여진 이름입니다. 또 이들은 목 부위에서 세 개의 신경절을 형성하는데요, 각각 상, 중, 하 성상(별모양) 신경절이라고 부릅니다. 신경이 주행하다가 잠시 쉬어가는 곳이라고 생각하시면 되겠습니다. 이 교감 신경이 인체의 기능을 유지하는데 중요한 역할을 합니다. 심장 등 주요 장기에 분포되어 심박수도 조절하고, 혈압도 조절하고 하지요. 학생 때 배우셨겠지만 교감 신경의 기능은 부교감 신경과 반대 역할로 주로 "흥분해서 싸울 때"를 연상하시면 됩니다. 심박수를 증가시키고, 혈압을 높이고, 동공을 확대시키고, 몸에 땀이 나게 하는 등의 기능입니다. 만약 목 수술을 하다가 이 신경이 망가지면 주로 얼굴 쪽에 증상이 나타나는데요. 얼굴 반쪽에서 땀이 나지 않고, 동공이 닫히며, 눈의 초점이 잘 안 맞고, 눈이 쏙 들어가는 증상이 나타납니다. 하지만 수술에 연관되어 이 신경이 다치는 일은 거의 없습니다.

동맥은 경동맥 말고도 척추 동맥이라는 것이 있습니다. 앞 장에서 말씀드렸지만 다시 한 번 설명드리면 왼쪽은 대동맥, 오른쪽은 팔로 가는 동맥에서 분지되어 한 쌍이 목 위로 올라가다가 7번 뼈 앞에서 방향을 살짝 틀어 6번에서 1번 목뼈까지의 횡돌기 구멍으로 들어갑니다. 신기하죠? 따라서 여기서는 뼈 속을 통과

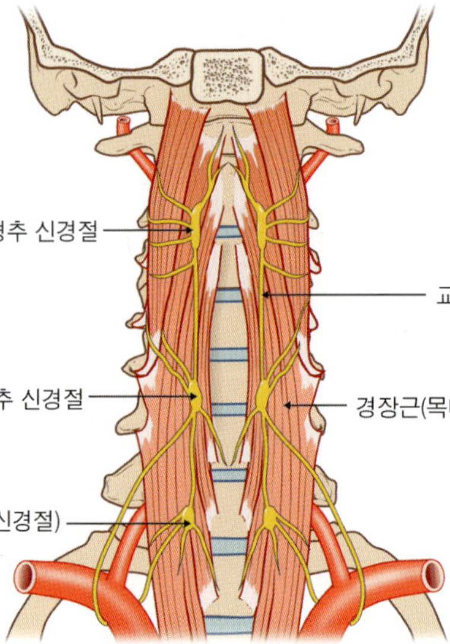

교감 신경총과 longus colli 근육의 관계.

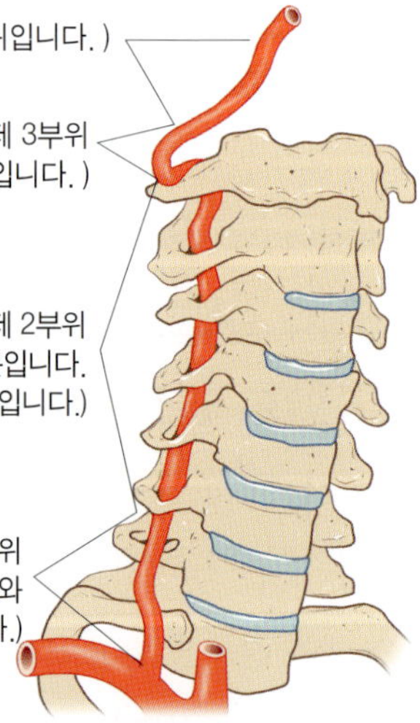

척추 동맥.

하여 뇌쪽으로 올라간다고 보시면 됩니다. 이후에 왼쪽, 오른쪽이 합쳐져서 기저 동맥이라는 것을 형성하고 이 동맥이 주로 소뇌, 뇌간, 뇌교, 그리고 척수의 앞쪽 2/3에 혈액을 공급합니다. 만약 척추 동맥이 손상을 받는다면 소뇌 기능이 많이 망가질 것입니다.

경추를 지나는 신경은 어떤 것들이 있나요?

경추의 신경들

경추에는 아주 중요한 신경들이 지나갑니다. 이러한 신경들을 바깥쪽에서 딱딱한 뼈로 보호하는 것이 경추의 아주 중요한 기능이기도 하지요. 경추는 요추와 아주 큰 차이가 있는데 가장 중요한 것은 경추내로는 중추 신경(中樞神經)인 척수(脊髓)가 지나간다는 것입니다. 많이 들어 보셨겠지만 우리 몸의 신경계는 중추 신경계와 말초 신경(末梢神經)계로 나뉘는데 그 중 중추 신경계는 뇌와 척수로 이루어집니다. 말초 신경계는 척수 이하로부터 각종 장기, 몸통, 팔, 그리고 다리에까지 뻗어있는 신경들을 말합니다. 이미 이름에서 알 수 있듯이 중추 신경계가 조금 더 중요하다고 할 수 있는데 이것은 마치 이것들이 나무의 뿌리와 줄기 부분에 해당하기 때문입니다. 말초 신경계는 가지와 잎새에 해당하지요. 나무의 뿌리와 줄기가 망가지면 나무 전체가 죽거나 상당 부분이 썩는 것처럼, 중추 신경계가 망가지면 그 이하 부위 우리 몸 전체의 기능에 이상이 생기거나 아예 마비가 되어 버리기도 합니다. 또한 중추 신경계는 한번 망가지면 회복이 전혀 되지 않거나, 되더라도 상당한 후유증을 남기는 것이 보통입니다. 나무에서도 뿌리나 줄기가 썩으면 그 나무 전체나 상당 부분이 죽게 되는 것과 같지요. 아주 심하지 않은 말초 신경 손상은 흔히 완전 회복이 될 수 있는 것과 대조적이지요.

그러면 경추를 지나간다는 척수는 어디를 통해 지나가며 그 구조가 어떻게 생겼나요? 또 그 기능은 무엇인가요?

척수의 구조와 기능

앞장에서 목뼈의 구조를 말할 때, 후궁과 추체 뒷면으로 만들어지는 척추관을 말씀드렸지요? 척수는 경추의 척추관을 통하여 뇌에서부터 몸통으로 내려갑니다. 척수의 구조는 어떨까요?

그림은 척추에서 척추관을 지나는 척수의 모습입니다. 척수는 뇌에서부터 경추를 거쳐 정상 성인에서는 제 1요추까지 내려가 있습니다. 따라서 경추부터 흉추, 1번 요추까지 어느 부위이든 이상이 생긴다면, 중추 신경 손상의 일종인 척

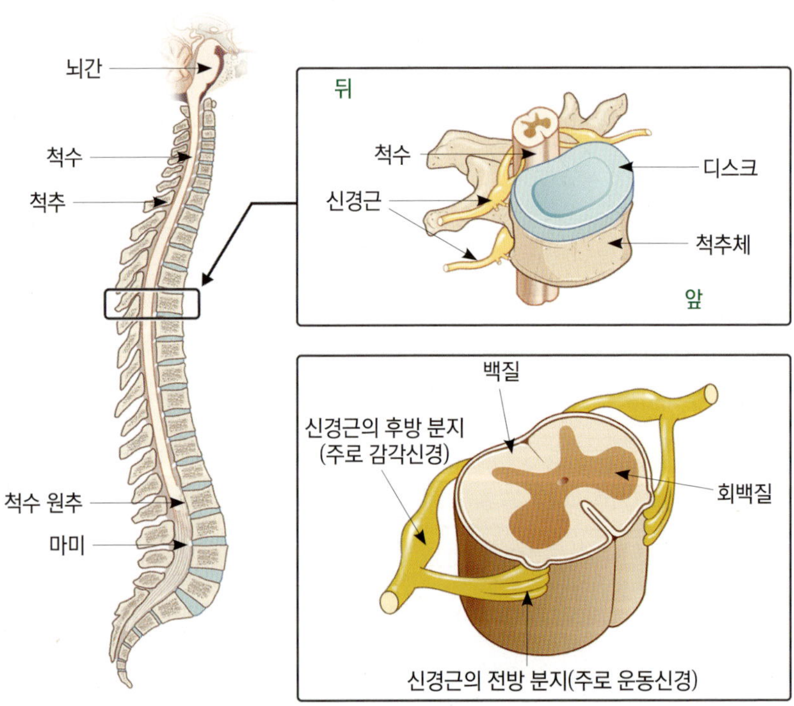

척수의 구조.
가운데 H자로 보이는 것이 회백질입니다. 주로 신경 세포의 몸통으로 구성되어 있습니다. 바깥쪽을 둘러싼 달걀 후라이의 흰자 부분이 백질입니다. 이 부위는 주로 신경 섬유로 이루어져 있습니다.

수의 기능 이상이 발생할 수 있습니다. 따라서 3-4-5번 요추-1번 천추에 흔히 발생하는 요추 질환에서는 척수 손상이 거의 발생하지 않고 대신 말초 신경 손상만 나타날 수 있는 것입니다.

척수의 구조는 더 자세히 어떻게 구성되어 있고 어떤 역할을 하는 것일까요? 척수는 간단히 표현해서 굵은 동아줄같은 형태로 되어 있습니다. 위로는 뇌 바로 밑에서 시작하여 성인에서는 1번 요추 바로 밑에서 끝납니다. 이 경로에서 양측으로 8쌍의 경추 신경근, 12쌍의 흉추 신경근, 5쌍의 요추 신경근, 5쌍의 천추 신경근을 내보냅니다. 이 신경근(神經根)들이 말초 신경으로 우리 몸에 구석구석 분포되어 각종 장기의 기능, 몸통과 팔다리의 감각 및 운동을 조정하게 되는 것입니다.

척수를 횡단면으로 잘라보면 옆으로 넓은 달걀 형태로 되어있습니다. 내부도 역시 달걀 후라이처럼 안쪽의 노른자, 바깥쪽의 흰자처럼 보입니다. 하지만 이 노른자는 H자 모양으로 조금 찌그러져 있기는 합니다. 노른자 부위는 주로 신경 세포체(細胞體, 세포의 몸통)들이 들어있는 부위이고, 흰자 부위는 뇌와 우리 몸을 연결하는 신경 섬유들이 모여서 지나가는 통로입니다. 의학 용어로는 노른자 부위는 회색으로 보인다 해서 회백질(灰白質), 흰자 부위는 흰색으로 보인다 해서 백질(白質)이라고 부릅니다.

결국 척수는 뇌로부터의 명령을 말초 신경으로 전달하고, 거꾸로 말초 신경으로부터 올라오는 각종 감각들을 뇌로 전달하는 중요한 통로가 되는 것이지요. 만약 이 통로가 망가진다면 어떻게 될까요? 네, 생각하신대로 뇌와 우리 몸의 상호 조절 능력이 모두 차단되어 우리 몸은 제 기능을 하지 못하게 되는 것입니다.

조금 더 자세히 알고 싶어하는 분들을 위해 백질의 구조를 조금 더 말씀드릴까요? 그림의 윗쪽이 뒤쪽, 아래쪽이 앞쪽입니다. 그림에서 보이는 빨간색 부분은 뇌에서부터의 명령을 근육에 전달하는 아래로 내려가는(下行性) 신경의 통로입니다. 빨간 근육의 색깔을 연상하시면 되겠네요. 파란색 부분은 말초 기관으로부

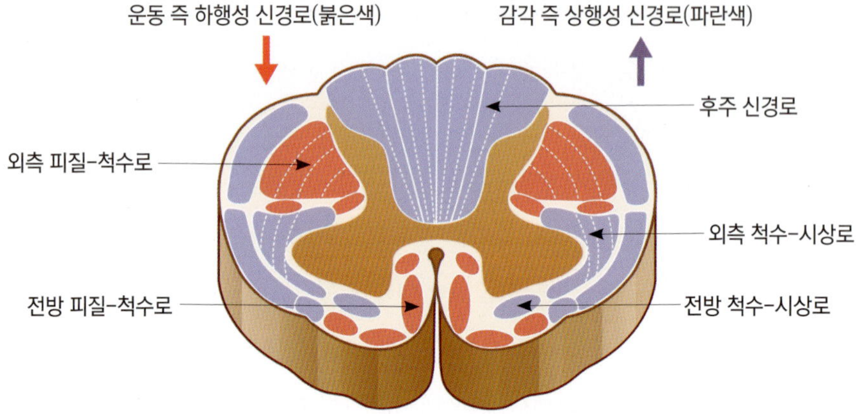

척수의 횡단면. 빨간 부분은 뇌의 명령을 각 근육으로 전하는 운동 신경이 밑으로 향해 지나는 길입니다(하행성 피질-척수로). 파란 부분은 감각 신경들이 각각의 말초 감각기관으로부터 얻은 감각을 뇌쪽으로 전달하는 통로 입니다(상행성 척수-시상로).

터 들어오는 자극, 즉 감각을 뇌로 전달하는 상행성(上行性) 신경의 통로입니다. 파랗게 질린 추위를 감지하는 감각을 연상하시면 됩니다. 감각의 통로는 두 가지가 있다고 말씀드렸지요? 날카로운 통증, 온도 감각을 전달하는 통로와 경계가 불분명한 무지근한 통증, 촉각, 진동, 고유 감각을 전달하는 통로 말입니다. 그림에서 보이는 전외방측(앞쪽 바깥쪽)에 있는 파란 통로가 날카로운 통증과 온도를 전달하는 통로이고, 뒤쪽에 있는 삼각형 모양의 파란 통로가 나머지 감각을 전달하는 통로입니다. 만약 척수 앞쪽 반만 망가졌다고 가정해 보실까요? 날카로운 통각과 온도 감각은 못느끼게 되고, 나머지 감각들은 느껴질 것입니다. 운동 기능은 빨간 부분이 많이 살아 있으니까 많이 남아있게 되겠지요. 지름이 1 cm 밖에 되지 않는 척수이지만 참 오묘하고 신기하죠?

경추에는 신경근이라는 말초 신경도 있다고 했는데 몇 개나 있고 어디를 지나는 것인가요?

경추에는 척수만 있는 것이 아닙니다. 요추에서와 같이 말초 신경인 신경근도 있습니다. 경추 신경근은 척수로부터 분지(分枝, 가지치기)되어 신경공(神經孔, 신경 구멍)을 지나 후두부(뒤통수), 목, 그리고 양측 팔과 손으로 복잡한 신경들을 구성하여 내려가게 됩니다. 신경근으로부터 그 이하 부위의 복잡한 신경들은 말초 신경입니다. 만약 손상받게 되면 각자가 분포하는 부위의 감각 이상, 운동 기능 약화를 나타내며 이는 국지적이기 때문에 아주 광범위하지는 않고 또한 자연적으로, 혹은 치료를 통해 회복도 가능합니다.

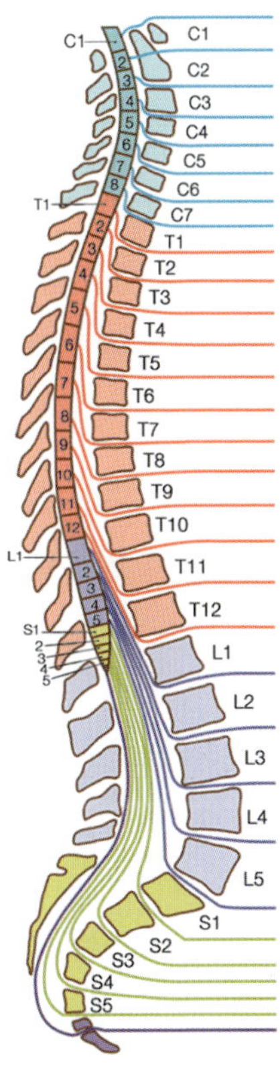

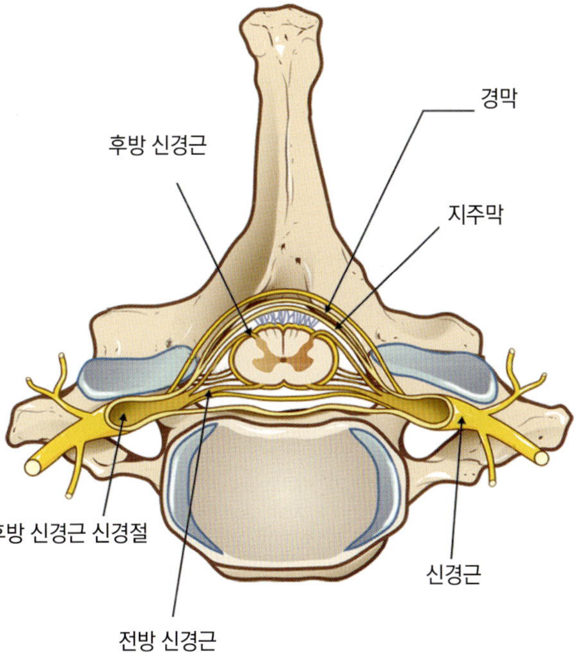

신경공을 빠져나오는 8쌍의 경추 신경근.

경추는 총 7개의 뼈로 이루어졌다고 말씀드렸지요? 후두골(後頭骨, 뒤통수 아래쪽을 이루는 뼈)과 이 7개의 목뼈들이 연결되는 마디에서 양쪽으로 한 쌍씩의 경추 신경근이 분지하게 됩니다. 구분하기 쉽게 신경근마다 번호를 붙여 놓았는데 1번 경추 신경근부터 8번 경추 신경근까지 8쌍의 신경근이 있습니다. 즉 후두골과 1번 경추 사이에서 1번 경추 신경근이, 1-2번 경추 사이에서 2번 신경근이 나옵니다. 이렇게 차례차례 신경근이 나와서 6-7번 경추 사이에서는 7번 경추 신경근이, 7번 경추와 1번 흉추 사이에서 8번 경추 신경근이 나옵니다. 경추의 뼈는 7개이지만 경추 신경근은 8쌍이 되어서 조금 이상하지요? 경추 위에 위치한 후두골을 포함해서 신경근 번호를 매기기 때문입니다. 또한 1-2번 흉추 사이에서 1번 흉추 신경근이 나오는데 이는 엄밀히 말해서 경추 신경근은 아니지만 기능이 비슷합니다.

기억하시기 편하게 외우는 방법을 알려드리겠습니다. 항상 두번째 번호를 기억하시면 됩니다. 후두골과 1번 경추 사이에서는 1번 경추 신경근이 나옵니다. 4번과 5번 경추 사이에서는? 네, 5번 경추 신경근이 나옵니다. 조심하셔야 할 것은 7번 경추와 1번 흉추 사이에서는 1번 흉추 신경근이 아니라 8번 경추 신경근이 나온다는 것입니다.

척추에 관련된 치료나 수술을 받을 때 신경을 싸고 있다는 경막에 대해 많이 들어보았어요. 경막은 무엇이고 무슨 역할을 하는지 알려주세요.

경막의 구조와 기능

경막(硬膜, dura mater)에 대해 아시려면 우선 뇌척수막과 뇌척수액을 이해하셔야 합니다. 중추 신경계, 즉 두뇌와 척수는 뇌척수막이라는 3개층의 막으로 둘러싸여 있는데 바깥쪽부터 경막(硬膜, dura mater), 지주막(arachnoid membrane), 연질막(pia mater)이 그것입니다. 즉 경막은 뇌척수막의 가장 바깥층이며 이름에서 알 수 있듯이 가장 단단한 막이지요. 지주막은 거미막이라고도 하는데 경막 밑에 있는 터지기 쉬운 얇은 막입니다. 구조가 거미줄 모양으로 성기게 이루어져 있어서 거미막이라고 부르는 것입니다. 연질막은 두뇌와 척수, 바로 바깥쪽에서 이들을 싸고 있는 막입니다. 이들 막의 역할은 내부, 즉 중추 신경계와 뇌척수막 사이에 뇌척수액이라는 체액을 만들고, 가두어 두고, 또 흡수하는 역할을 합니다. 흔히 들으셨던 뇌수막염이라는 것이 바로 뇌척수막에 염증이 생기는 것을 말합니다.

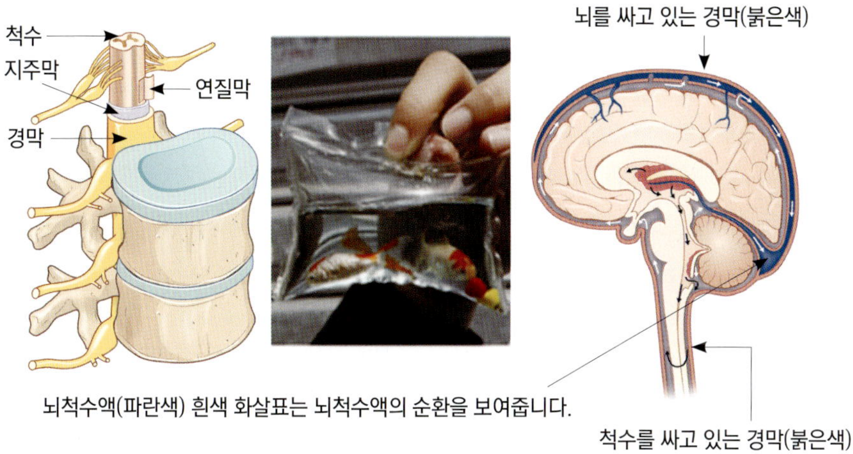

뇌척수막의 구조와 뇌척수액.

뇌척수막, 뇌척수액과 중추 신경계의 관계와 역할은 마치 비닐 봉지 안에서 헤엄치고 있는 금붕어와 비교하면 쉽게 이해하실 수 있어요. 비닐 봉지가 뇌척수막, 그 안에 든 물이 뇌척수액, 금붕어가 두뇌와 척수로 이루어진 중추 신경계란 말이지요. 우선 어항쪽부터 볼까요? 비닐봉지는 물을 가둬두는 역할을 하지요? 가둬진 물은 금붕어가 뜰 수 있는 부력(浮力)을 만들어 줍니다. 그리고 금붕어 주변에서 갑작스러운 충격이 오지 않도록 쿠션 역할을 하죠. 그리고 금붕어에게 영양분을 공급하고 배설물을 치우는 역할도 합니다. 우리 몸도 똑같습니다 뇌척수막은 뇌척수액을 비닐 봉지 안의 물처럼 가둬둡니다. 그 뇌척수액은 우리 중추 신경계에 부력을 발휘해 액 안에 중추 신경을 동동 띄어서 중력에 의해 한쪽으로 치우치고 부딪히는 것을 막아줍니다. 그리고 신경에 큰 충격이 생기지 않도록 보호하는 기능도 합니다. 또한 신경이 항상 일정한 환경에 유지되도록 도와주고 노폐물을 청소해 줍니다.

만약 뇌척수막, 그 중에서도 가장 단단한 경막이 파열된다면 어떻게 될까요? 그 안에 고여있던 뇌척수액이 밖으로 새겠지요? 그러면 이러한 뇌척수액 기능에 지장을 받아 신경 조직이 위험해질 수도 있습니다. 하지만 뇌척수액은 다행스럽게도 하루에 그 용량의 3배 이상 보충될 수 있기 때문에 중추 신경이 위험하게까지 되는 일은 그리 흔하지 않습니다.

자, 여기까지가 병을 어느 정도 이해하시기를 원하시는 보통 분들을 위한 내용입니다. 다음에 나오는 내용은 조금 어렵고 복잡할 수도 있으니 원하지 않는 분들은 여기까지 읽으시고 각 질환 편으로 넘어 가셔도 충분합니다. 다만 일자목과 거북목에 대해 궁금하신 분들이시라면 계속 읽어보시기 바랍니다.

사람의 척추는 S자로 되어 있다는데 그것은 무슨 말인가요?

척추의 만곡(커브)

척추는 앞뒤에서 보면 1자로 똑바르지만 옆에서 보면 그렇지 않습니다. 만곡(彎曲, 곡선에서 볼록하게 튀어나온 것)이 4개인 S자형 곡선을 이루고 있습니다. 그림과 같이 경추는 앞으로 볼록, 흉추는 뒤로 볼록, 요추는 다시 앞으로 볼록, 천추는 다시 뒤로 볼록한 형태입니다.

여기서 잠시 만곡(彎曲, curve)이란 용어를 먼저 설명 드리고 가겠습니다. 이 책에서 만곡이라는 용어가 반복적으로 나올 것이라서요. 만곡은 "휘어짐"이라는

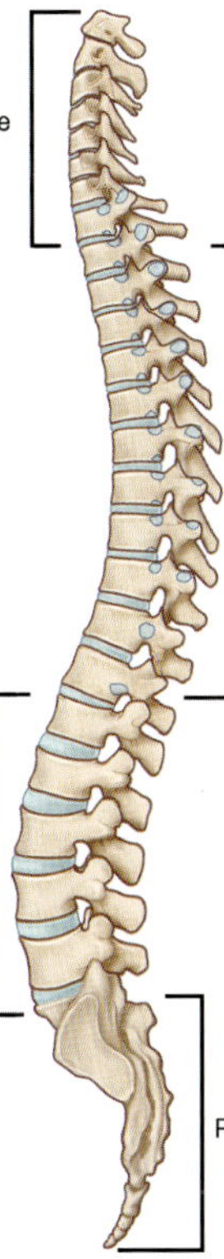

척추의 S자형 곡선.

말입니다. 그런데 이 방향을 정확히 나타내주는 것이 서로 원활한 소통을 하기에 중요하겠지요? 그래서 의사들은 만곡의 방향을 나타낼 때 그 볼록한 쪽을 기준으로 삼습니다. 만약 왼쪽으로 볼록하게, 즉 오른쪽이 오목하게 휜 곡선을 좌측 만곡이라 부르고, 오른쪽으로 볼록하게, 즉 왼쪽이 오목한 만곡을 우측 만곡이라 합니다. 옆에서 볼 때는 어떨까요? 목뼈와 같이 앞으로 볼록, 뒤로 오목한 만곡은요? 앞방향으로 만곡이 생긴 것이니까 전만곡(前彎曲), 혹은 전만(前彎)이라 합니다. 가슴뼈와 같이 뒤로 볼록, 앞으로 오목한 만곡은요? 네, 당연히 후만곡(後彎曲), 혹은 후만(後彎)이 되겠지요?

헷갈리시면 안되니까 다시 한번 복습해보시기 바랍니다.

척추가 옆에서 볼 때 복잡한 곡선을 가지는 이유는 사람이 고개를 들어 앞을 바라보고, 편하게 서서 걸어 다니기 위한 것입니다. 원래 태생기 때 엄마 뱃속에서 아기가 처음 만들어질 때는 척추가 뒤로 볼록한 C자 형태, 즉 후만곡을 띄고 있었습니다. 세상에 태어날 때까지도 이 곡선은 유지됩니다. 그러다가 3개월때 목을 가누기 시작하면서, 뒤로 볼록하던 목의 만곡이 앞으로 볼록한 만곡, 전만곡으로 역전됩니다. 그림에서 보듯이 목뼈의 곡선이 앞으로 볼록해야 앞을 쳐다

보기 쉬울테니까요. 허리도 생후 7~10개월 까지는 뒤로 볼록한 만곡이 유지되고 있다가 앉거나 서는 연습을 할 때부터 앞으로 볼록한 만곡으로 역전됩니다. 그림에서 보시듯 허리뼈가 앞으로 볼록하게 휘어 있어야, 앉거나 걸을 때 침팬지처럼 앞으로 몸이 굽는 것을 막아줄 수 있어서 두 손이 자유로워질 수 있겠지요? (사실 침팬지는 요추가 뒤로 볼록합니다. 그래서 오래 서서 걸을 수 없는 것입니다.)

이렇게 만 1세가 지나면 우리 몸은 앞으로 뒤로 볼록볼록한 S자형 곡선을 이루게 됩니다. 이 때, 엄마 뱃속에서 원래 가지고 있던 뒤로 볼록한 커브를 1차 만곡, 태어난 후에 2차적으로 만들어진 앞으로 볼록한 만곡을 2차 만곡이라고도 부릅니다. 그럼 1차 만곡은 어디에 있을까요? 네, 그렇습니다. 흉추와 천추에 남아 있지요? 2차 만곡은요? 네, 경추와 요추에 새로 생기는 것입니다. 한때, 여성분들에게서 S자 몸매가 유행하던 시절이 있었는데, 알고 보면 사람은 누구나 S자 몸매를 가지고 있는 셈입니다.

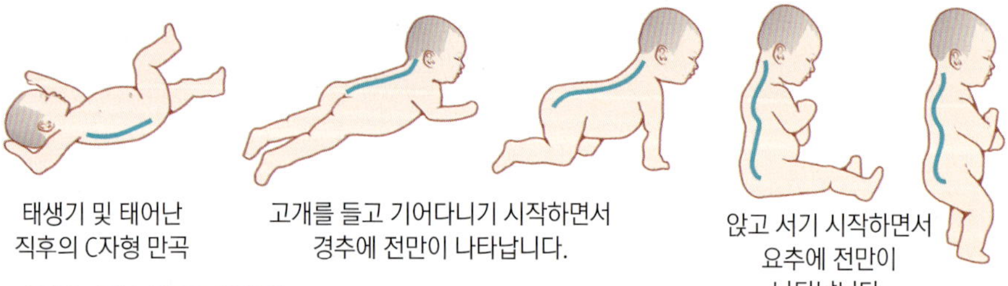

나이에 따른 2차 만곡의 형성.

그렇다면 일자목, 거북목은 무엇인가요? 심각한 병인가요?

일자목, 거북목의 의미

자, 사람 척추의 정상 곡선을 알게 되었으니 그것이 망가졌을 때 무슨 일이 일어나는지 생각해 볼까요? 다음 그림은 척추외과 의사들에게는 아주 유명한 그림입니다.

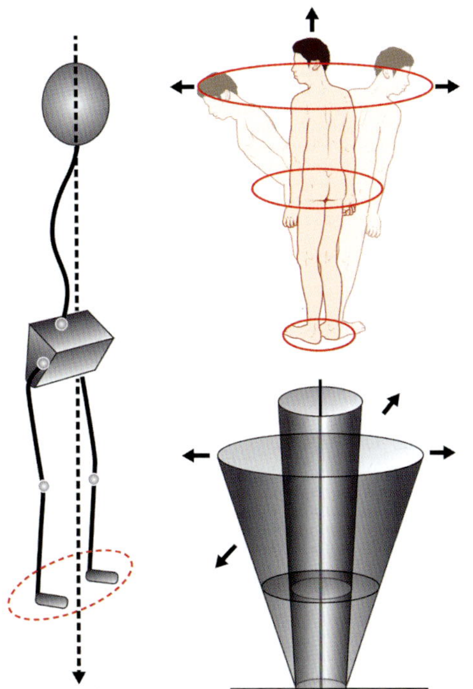

Conus of economy.

Dubousset란 프랑스 의사가 만든 Conus of Economy Theory 이란 그림인데요. 우리말로 하면 "경제의 원뿔형"설이라고 할까요? 의학에서 웬 경제 애기가 나올까요? 앞으로 이 책에서 나올 경제는 '돈'이 아니라 사람이 일상 생활에서 쓰는 '에너지'라는 관점에서 생각하시면 됩니다. 이 에너지는 '근육이 수축'할 때 쓰이게 되지요. 사람은 지면에 수직으로 서 있을 때 가장 편안하고 에너지 소비가 적습니다. 만약 몸이 기울어져 비뚤어진다면 머리와 몸통과 다리에 중력이 각각 작용해 그 자세를 유지하는데 급격하게 많은 근육 운동을 하게 되고, 그 근육 수축에 많은 에너지를 소비, 결과적으로 피로와 통증을 유발할 수 있습니다. 이 개념을 목에 한번 적용해 볼까요?

목의 기능에서 중요한 것 중 하나가 머리를 몸통 위에 균형 있게 유지하는 것이라고 했지요? 머리가 몸통 위에 놓여서 정면을 바라보려면 경추는 약간 앞으로 볼록하게 휘어 있어야 합니다. 또한 이 위치가 마치 골프 티 위에 골프공을 올려놓은 것처럼 가장 안정적인 자세이기 때문에 우리 목의 근육들이 별로 일을 하지 않고 쉬고 있어도 됩니다.

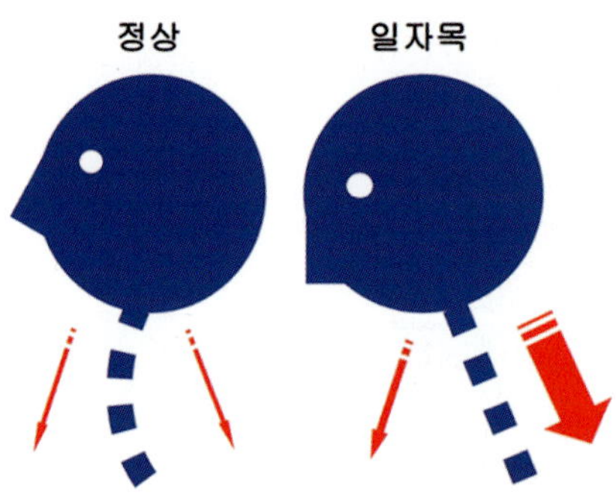

정상 목과 일자목에서의 근육의 긴장도.

만약 목뼈가 일자이거나(일자목), 뒤로 볼록한 만곡(거북목)이라면 머리는 앞으로 이동하면서 중력에 의해 굴러 떨어지려 하겠지요? 이를 방지하기 위해 목뒤의 근육이 하루 종일 긴장을 하고 있어야 할 것입니다. 또한 이러한 위치에서는 머리에 미치는 중력 외에 앞으로 떨어지려는 회전력까지 목뼈에 작용하여 디스크와 관절에 걸리는 부하가 몇 배나 증가하게 되므로, 디스크와 목뼈의 노화를 촉진할 수 있습니다.

계속되는 목 근육의 긴장, 그리고 디스크, 목뼈의 촉진된 노화가 쉽게 목의 피로와 통증을 유발하고, 더 나아가서는 신경 증상을 일으키기 쉽겠지요? 그래서 일자목이나 거북목이 앞으로 볼록한 만곡을 가지는 정상목에 비해 안 좋다고 하는 것입니다.

하지만 일자목, 거북목이 있는 모든 사람들은 그렇지 않은 사람들에 비해 목이 더 아프고, 목뼈의 병도 더 많이 생기는 것일까요?

일자목, 거북목의 증상

다행스럽게도 여러 의사의 논문들에서는 큰 영향이 없다는 보고가 더 많습니다. 그리고 아무런 증상 없는 정상인의 20%가 원래 일자목, 거북목 형태를 가지고 있다는 보고도 있습니다. 결론적으로 일자목, 거북목이 있으면 정상 커브를 가지고 있는 목에 비해 목이 쉽게 피로를 느끼고 아프고, 빨리 망가질 가능성이 높아집니다. 하지만 그렇다고 해서 일자목, 거북목이 있는 분들이 모두 목이 아프다는 증거는 없습니다. 크게 걱정하지는 않으셔도 된다는 말이지요. 거기다가 목이 많이 아프면 원래 정상 만곡을 가지고 있던 목뼈가 일자목, 거북목이 되는 경우도 많아서, 목의 증상이 있을 때 병원에서 찍어 본 엑스레이에 일자목, 거북목이 있다고 너무 실망하실 필요는 없습니다.

일자목, 거북목을 피하기 위해서는 어떤 자세를 가져야 하나요? 운동이 효과가 있을까요?

일자목, 거북목의 예방

흉추가 뒤로 볼록한 곡선을 가지고 있기 때문에 만약 경추가 직선 형태를 가지고 있다면 머리가 저만큼 앞으로 가 있고, 눈은 땅만 바라봐야 할 것입니다.

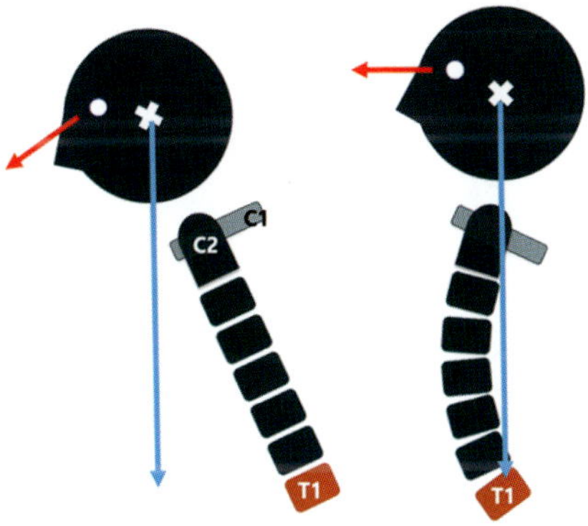

일자목과 정상목.
흉추의 후만에 의해 앞으로 기울어진 1번 흉추 위에 직선으로 놓인 일자목(왼쪽)에서는 아래를 쳐다보는 것이 편하고, 두개골의 무게 중심은 몸통에 비해 훨씬 앞쪽으로 빠져 있습니다. 정상목(오른쪽)에서는 두개골의 무게 중심이 잘 맞아 있고, 정면을 편하게 볼 수 있습니다.

하지만 다행히 목이 앞으로 볼록한 곡선(전만곡)을 가지면서 흉추의 후만곡을 상쇄시켜주기 때문에 사람들의 머리는 몸통위에 중심을 잘 잡고, 앞을 편하게 쳐다보면서도, 근육의 긴장(에너지 소비)을 최소화하는 것입니다(A). 여러분들 모두 타고난 최고의 에너지 절약가들이란 말입니다. 그런데 만약 어떤 사람의 흉추 만곡이 정상적으로 다른 사람에 비해 작다고 생각해 볼까요? 그러면 경추는 머리의 균형을 맞추기 위해 앞으로 덜 볼록한 만곡을 가질 것이고 이것이 마치 일자목처럼 보일 수 있습니다(B). 다시 말해서 일자목은 사람에 따라 정상적으로 있을 수 있다는 말이지요. 이런 분들이 "나는 일자목이라 큰일이구나."라고 실망하실 필요는 없습니다. 또 한가지 어떤 사람이 몸통이 전체적으로 뒤로 눕고 흉추 만곡이 정상이거나 조금 작다고 생각해 볼까요? 그럼 이 사람의 경추는 균형을 맞추고 앞을 보기 위해 뒤로 볼록한 거북목이 되겠지요? 이런 분들에게 거북목은 뒤로 누운 몸통을 교정하기 전까지는 오히려 유리한 작용을 하는 것입니다. 이 분들의 거북목을 억지로 교정한다면 오히려 더 불편한 상황이 됩니다(C).

하지만 앞서 보여드린 예와 다르게 몸통과 흉추의 만곡이 모두 정상인데 일자목이거나 거북목인 사람을 생각해 봅시다(D). 이 분들은 맨 앞에 설명드린 그림 1에서처럼 머리가 앞으로 빠지고 땅을 쳐다봐야 편안한 분들이지요. 그래서 경

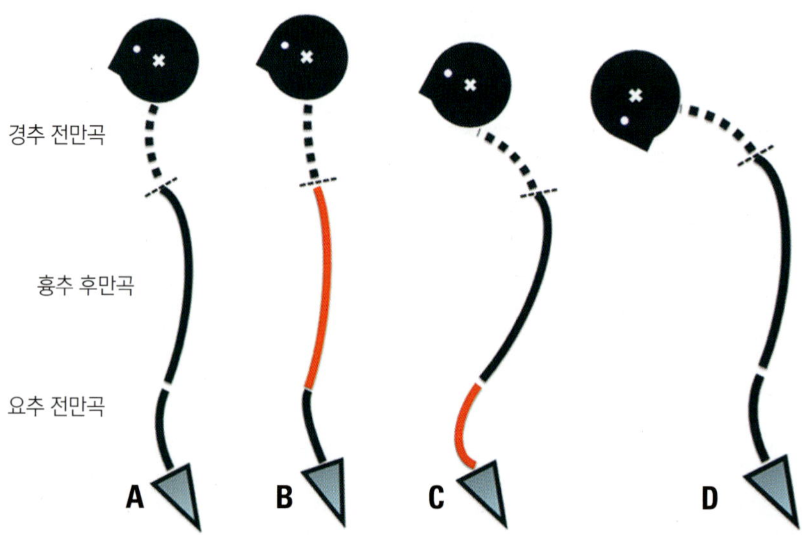

추에 가해지는 부하가 증가하고 목이 자주 아프고 빨리 망가질 수 있는 안 좋은 여건을 가지고 있는 것입니다. 이런 분들은 직접적인 경추 교정이 필요하겠지요.

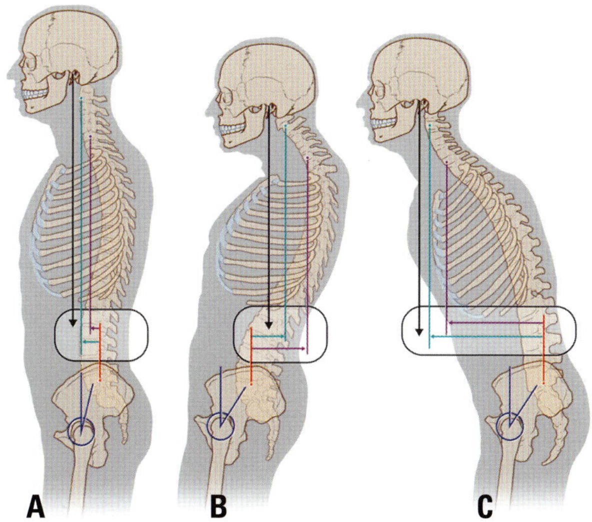

목의 변형에 따른 자세의 변화. 정상목(A)에 비해 거북목(B)이 생기면 앞을 바라보기 위해 요추 전만을 증가시켜 몸 전체를 뒤로 눕혀야 합니다. 이러면 무게 중심이 무너져 자세를 유지하는데 몇 배의 에너지가 소비됩니다. 전만이 증가한 목(C)에서도 마찬가지입니다. 앞을 보기 위해서 상체 전체를 앞으로 눕혀야 합니다. 이 또한 근육 수축과 이에 따른 에너지 소비를 증가시킵니다. 강아지 꼬리가 몸통을 흔들 듯 목의 조그마한 변형이 자세 전체를 망가뜨리는 것입니다.

모든 병들이 그렇지만 일자목, 거북목도 치료보다는 예방이 훨씬 중요합니다. 그러기 위해서는 고개를 계속 숙이고 하는 작업, 고개 숙이고 스마트폰 오래 보기, 구부정한 자세 등을 피하는 것이 좋습니다. 그냥 쉽게, 옆에서 볼 때 머리가 몸통 바로 위에 올라오도록 편안하게 위치시키는 것이 좋다는 말이지요. 만약 일자목, 거북목 성향이 나타나면 초기에는 스스로 자세 교정과 스트레칭 운동 등으로 교정할 수 있습니다. 운동 방법은 책 부록으로 넣어두겠습니다.

만약 일자목, 거북목이 단단하게 굳어, 자세 교정과 스트레칭 운동으로도 교정이 되지 않을 정도이고, 환자분이 이러한 변형으로 인해 생활의 불편이 심하다면 목뼈를 수술로 교정할 수 밖에 없습니다. 하지만 다행스럽게도 이런 상황까지 가는 분들은 흔치 않습니다.

흉추와 몸통에 이상이 없이 단순히 잘못된 습관으로 일자목, 거북목을 만드시는 분들은 앞으로의 목 건강을 위해 지금부터 바른 자세로 앉고 활동하시는 것이 중요하다는 점 잊지 마세요.

제 2장

환축추간 불안정

환축추간 불안정은 무엇을 말하는 것인가요?

환축추간 불안정의 정의

환축추간 불안정을 쉽게 말하자면, 환추와 축추 사이, 즉, 1-2번 경추간이 과도하게 흔들린다는 말입니다. 흔하게는 앞뒤로 흔들리는 경우를 말하며(환축추간 탈구), 그 중에서도 환추가 축추의 앞쪽으로 빠지는 경우가 가장 많습니다. 때때로 위아래로 불안정하여 축추의 치상돌기가 환추의 위쪽, 즉, 두개골의 대후두공을 지나 연수(숨골)쪽으로 접근하는 경우도 있습니다(환축추간 감입).

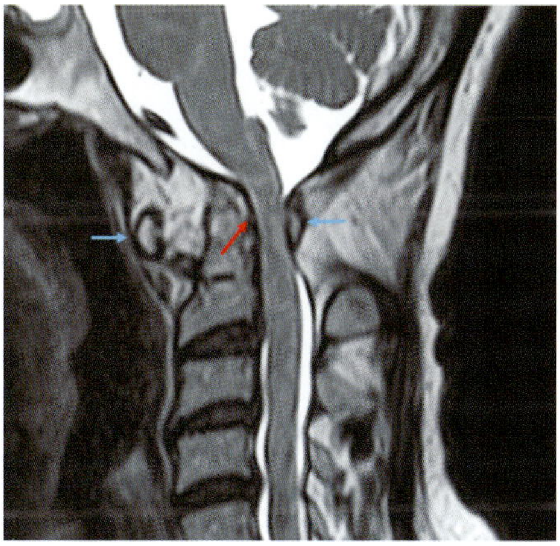

환축추간 탈구.
환추(파란색 화살표)가 축추에 대해 앞쪽으로 빠져 있습니다. 환추 내에 남아 있는 치돌기(빨간색 화살표)는 상대적으로 뒤로 이동하여 환추의 후궁과 함께 척수를 누르고 있습니다.

환축추간이 불안해지면 관절을 자극하여 두개골 바로 밑, 목의 위쪽에 통증을 만들 수 있습니다. 또한 뒤통수로 올라가는 2번 경추 신경근을 자극하여 뒤통수

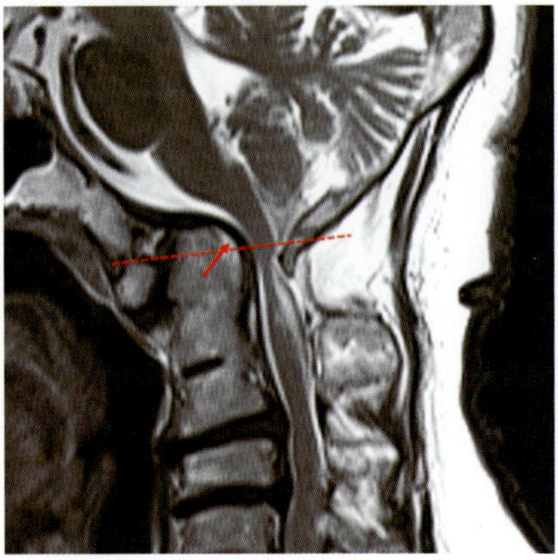

환축추간 감입.
치돌기(빨간색 화살표)가 환추에 대해 위로 올라가 있습니다. 치돌기의 끝은 환추를 넘어 대후두공(빨간색 점선)을 지나 있으며 숨골(연수)과 척수를 압박하고 있습니다.

에 심한 통증을 일으킬 수 있습니다. 가장 심각한 문제는 환추의 척추관이 좁아져서 거기를 지나는 척추가 손상을 받을 수 있다는 것이고, 때로는 호흡 기능을 마비시켜 사망에 이르게 할 수도 있습니다.

환축추간 탈구와 환축추간 감입이라는 용어가 조금 어려운데 다시 한번 설명해 주실래요?

환축추간 탈구와 감입

네, 의과대학생들도 처음 들으면 잘 이해 못하는 경우가 많습니다. 당연한 일입니다. 아주 쉽게 그림으로 설명 드리겠습니다.

환축추간 탈구는 환추-축추간 관절이 횡단면에서 앞뒤나 좌우로 어긋나는 것을 말합니다.

환축추간 감입은 두개골-환추-축추 사이가 위아래로 가라앉으면서 발생하는 것입니다. 류마티스성 관절염, 퇴행성 관절염등에 의해서 관절 간격이 좁아지거나 환추의 외측괴가 무너져 내려 높이가 낮아지면 올 수 있습니다. 이런 와중에도 치상돌기는 보통 멀쩡하게 유지되므로, 이것이 환추와 대후두공을 지나서 뇌간(腦幹, brain stem)을 향해 위로 올라갑니다. 뇌간에는 숨골과 얼굴, 팔다리를 움직이는 신경들이 들어 있습니다. 올라간 치상돌기가 뇌간을 누르면 사지 마비가 오거나 사망할 수 있습니다.

환축추간 탈구와 감입이 동시에 나타날 수도 있는데 가장 흔한 것이 류마티스성 관절염입니다.

환축추간 불안정의 원인은 무엇인가요?

환축추간 불안정의 원인

우선 크게 선천성, 염증성, 외상성, 종양, 감염 등으로 분류할 수 있습니다. 종양이나 감염은 상황에 따라 일정하지 않고 그 빈도도 매우 드물기 때문에 이 책에서는 앞에 세 가지만 다루도록 하겠습니다. 아래 표를 보시면 정리가 되어 있습니다.

선천성 기형	축추 치돌기 부골(Os odontoideum) 후두-환추 유합(Atlanto-occipital assimilation) 다운 증후군(Down syndrome) 클리펠-파일 증후군(Klippel-Feil syndrome) 모르퀴오 증후군(Morquio syndrome) 두개골 골유합증(Craniosynostosis) 척추 골단판 이형성증(Spondyloepiphyseal dysplasia) 증후군이 아닌 이상 들(Non-syndromic anomaly)
염증성 질환	류마티스 관절염(Rheumatoid arthritis) 비특이성 활액막염(Non-specific synovitis)
외상	치돌기 골절 불유합(Odontoid nonunion) 횡 환추 인대 손상(Disruption of TAL) 회전 아탈구(Rotatory subluxation)
종양	
감염	

환축추간이 불안정하게 되면 어떤 증상이 나타나나요?

환축추간 불안정의 증상

환축추간 불안정의 증상은 크게 세 가지로 나타날 수 있습니다. 1) 환축추가 위치한 부위 즉, 두개골 아래 오목한 곳에 나타나는 통증, 2) 2번 신경근이 자극받아 나타나는 뒤통수 통증, 그리고 3) 척수가 망가져서 생기는 척수증입니다.

1) 두개골 아래 통증은 증상이 전혀 없는 경우부터 심한 동통을 호소하는 경우까지 다양한 양상을 보입니다. 만약 1-2번 목뼈간 후관절이 많이 망가진 경우에는 뒤통수까지도 통증이 올 수 있습니다.

2) 2번 신경근 자극은 환추와 축추 사이에서 압박되어 발생합니다. 제 2경추 신경근은 대후두신경(大後頭神經, greater occipital nerve)이라는 뒤통수로 분포하는 커다란 신경을 이룹니다. 따라서 2번 신경근이 압박되면 뒤통수의 통증을 유발합니다. 이 뒤통수 통증은 양쪽보다는 한쪽으로 발생하는 경우가 많습니다. 그 이유는 환축추간 관절이나 뼈가 보통 한쪽에서 더 심하게 망가지기 때문입니다. 전형적인 증상은 머리를 뒤로 젖히면 심해지고, 앉거나 서있을 때에 심

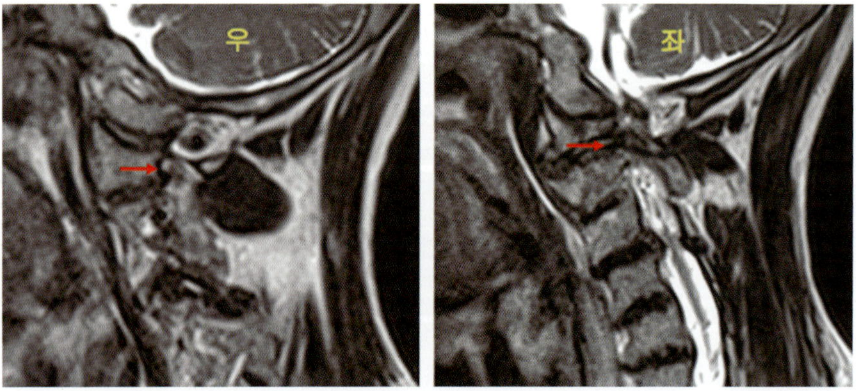

좌측의 2번 경추신경근 압박. 환추와 축추 사이를 지나는 2번 경추 신경근을 우측과 좌측에서 비교해 보십시오. 우측은 커다란 구멍으로 여유있게 빠져나가 동그란 구조가 유지되어 있는 반면, 좌측은 좁은 틈에서 눌려 신경이 납작하게 찌그러져 있습니다. 왼쪽 뒤통수에 엄청나게 심한 신경통을 호소했습니다.

하다가, 누우면 없어지는 것이 보통입니다. 박경희 씨의 경우에도 이렇게 증상이 나타나는 것을 보셨지요?

3) 척수증은 척수의 압박에 의해서 발생하는데 일상 생활 중의 경미하지만 반복적인 충격에 의해 척수가 계속적으로 손상 받아 발생할 수 있습니다. 또한 척수가 점차로 눌려서 발생할 수도 있으며, 외상에 의한 충격으로 갑자기 척수가 한순간 심하게 손상 받아 발생할 수도 있습니다. 앞에 말씀드린 박경희 씨의 경우가 여기에 속하겠네요. 척수증은 척수의 심한 압박이 발생할 때까지 나타나지 않거나 매우 느리게 진행할 수도 있으며, 가벼운 외상으로 인해서 처음 발생하는 경우도 있고, 별다른 외상 없이 발생하여 매우 빠른 속도로 진행하는 경우까지 있어, 매우 다양한 경중과 진행 양상을 보입니다. 최악의 경우에는 가벼운 외상에 의해 처음 발생하여 호흡근 마비에 의한 돌연사를 일으키기도 합니다. 이러니까 목에 차여진 시한 폭탄이라 할 수 있는 거지요.

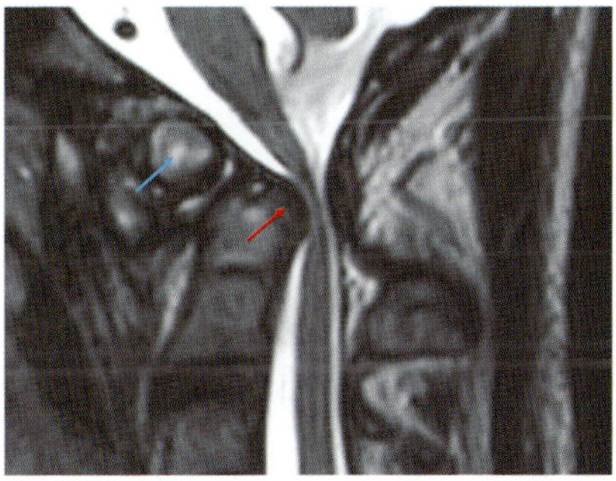

축추 치돌기 부골(파란 화살표)에 의한 환축추간 전방 탈구로 척수가 심하게 눌려있는 모습. 치돌기의 뒷면과 환추의 후궁 사이에서 척수가 종잇장처럼 얇아져 있습니다(빨간 화살표). 아주 작은 충격에도 호흡근이 마비되어 사망할 수 있습니다.

환축추간 탈구는 방사선 검사로 어떻게 진단하나요? 중요하게 보아야 할 것은 무엇인가요?

환축추간 탈구의 방사선 검사

방사선 소견은 원인 질환에 따라 다양하게 보일 수 있습니다. 하지만 환축추간 불안정에서 중요하게 측정하는 세 가지가 있는데 이것만 알아두시면 될 것 같습니다. 얼마나 빠져 있는가, 얼마나 위험한가를 일견 볼 수 있는 것이지요. 다음과 같습니다.

1) 전방 환추-치돌기간 거리(anterior atlanto-dental interval; AADI)

2) 후방 환추-치돌기간 거리(posterior atlanto-dental interval; PADI)

3) 척수 유효 공간(space available for the spinal cord; SAC)

혼돈을 줄이기 위해 아래부터는 영어 약자로 부르겠습니다. AADI는 치돌기 앞에서부터 환추 전궁의 뒷면까지의 거리입니다. 정상치는 5 mm 이내이어야 합니다. 이것을 보면 엑스레이 측면 사진에서 환추가 앞으로 빠진 것(전방 탈구)을 쉽게 진단할 수 있습니다.

PADI는 치돌기 뒤에서부터 환추 후궁의 앞면까지의 거리입니다. 사실 척수가 이 부위로 지나가니까 척수가 얼마나 눌리는지 알 수 있는 지표입니다. 정상치는 13~14 mm 이상입니다. 척수의 평균 전후방 거리가 10 mm 정도 되니까 약 3~4 mm의 여유분을 두는 셈이지요. 하지만 이 수치 역시 엑스레이나 CT 등 신경이 보이지 않는 검사에서 뼈 사이의 거리만을 측정한 것이기 때문에, 척수 압박 정도를 명확히 보여주는 수치는 아니라고 할 수 있습니다.

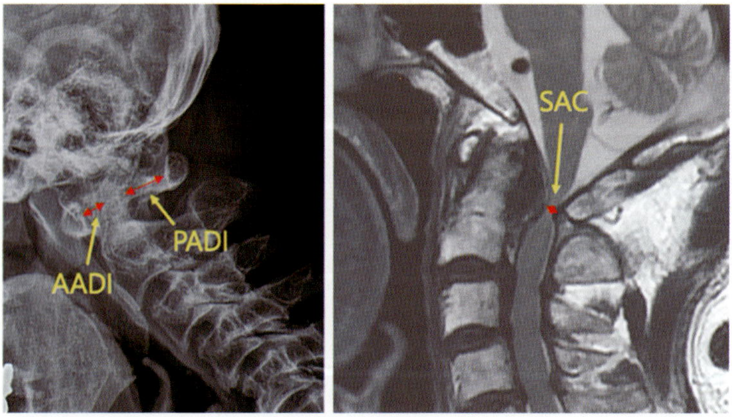

AADI, PADI, SAC 측정 방법.

SAC은 척수가 보이는 MRI에서 측정합니다. 따라서, 척수 압박의 정도를 보여주는 가장 정확한 방법입니다. 2번 경추 뒤부터 1번 경추 후궁 앞면까지 가장 좁은 거리를 측정하며, 뼈 뿐만 아니라 그 안에 들어있는 연부조직(인대, 지방, 신경막 등을 포함한 말랑말랑한 조직)까지 반영되는 수치이니까 더 정확하지요. 정상치는 역시 13~14 mm 이상이며 간단히 기분 나쁜 숫자인 13을 기억하시면 되겠습니다. 가장 정확하니 만큼 수술 여부를 결정하는데 가장 중요하겠지요?

환축추간 감입은 방사선 검사로 어떻게 진단하나요? 중요하게 보아야 할 것은 무엇인가요?

환축추간 감입의 방사선 검사

환축추간 감입(atlanto-axial impaction)의 정도를 엑스레이에서 평가하는 방법은 무척 여러 가지가 있습니다. 저도 다 기억하지 못할 정도입니다. 그렇다는 말은 하나도 제대로 평가할 수 있는 게 없다는 뜻이기도 하겠지요. 축추가 환추 위로 올라가면 뼈들이 서로 겹쳐서 잘 보이지를 않습니다. 따라서 어떠한 방법을 써도 잘 보이지가 않는 것이지요. 그냥 간단히 대표적인 한 가지만 알고 계십시오. McGregor 선이라는 것입니다. 측면 엑스레이에서 뼈로 이루어진 입천장과

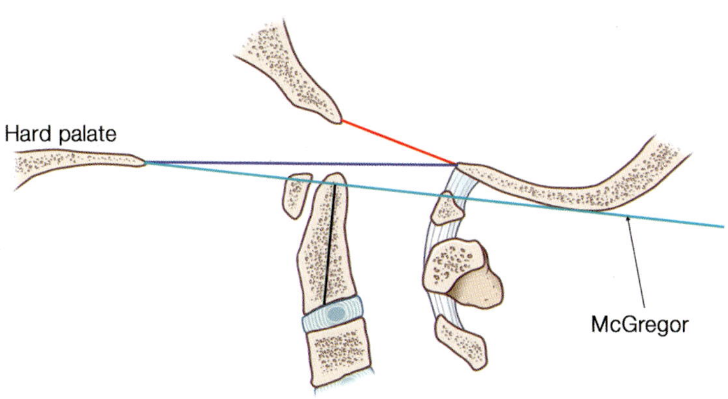

환축추간 감입의 정도의 평가 방법.

두개골의 맨 밑 점을 이은 선입니다. 만약 치돌기가 이 선보다 4.5 mm 이상 위로 올라가면 감입이 있을 것이라고 판단합니다. 하지만 이 방법도 아주 정확하지는 않아서 결국 확진을 위해서는 MRI를 찍어서 척수나 숨골이 얼마나 압박되었는지를 확인해야 합니다.

감입의 MRI에서 또 중요하게 보는 것이 하나 있는데 경-연수 이행각(cervico-medullary angle; CMA)라는 것입니다. 연수와 척수가 이루는 각인데 환축추간 감입 시 CMA가 135도 이하이면, 즉 신경이 많이 꺾이면, 척수증의 위험성이 높다고 알려져 있습니다.

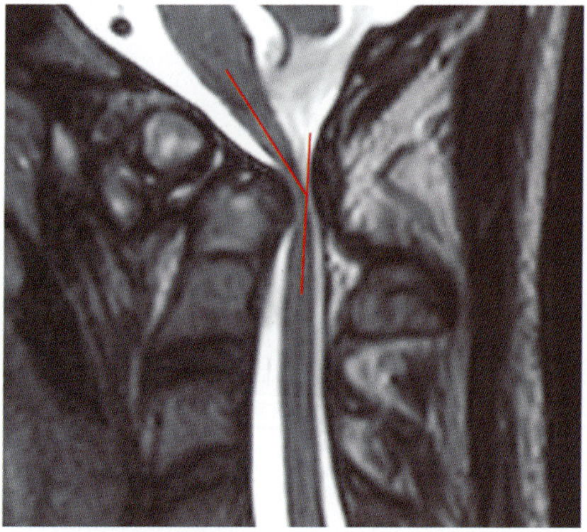

경-연수 이행각(cervico-medullary angle; CMA).

경추 척수증은 무엇인가요 ? 이것도 협착증인가요?

경추 척수증

목뼈 부위에서 중추 신경인 척수(脊髓, spinal cord)가 손상받아 나타나는 증상을 경추 척수증(頸椎 脊髓症, cervical myelopathy)이라 합니다. 가장 흔하게는 척추관안에서 척수가 지나갈 수 있는 공간(space available for cord; SAC)

이 좁아져 발생합니다. 다시 말해서 척추관이 좁아지면 발생할 수 있는데, 이렇게 척추관이 좁아져 나타나는 증상을 척추관 협착증(脊椎管 狹窄症, spinal stenosis) 이라 하고, 이것이 경추 부위에서 나타나면 경추 척추관 협착증이라고 합니다. 1-2경추 불안정은 척추관을 협착시키는 중요한 원인 중 하나입니다. 이 결과, 경추 척추관이 좁아져 경추의 척수가 망가지고 그 증상이 나타난다면, 이 때는 경추 척추관 협착증이 경추 척수증과 같은 의미를 가질 수 있습니다. 하지만, 척수가 손상 받을 수 있는 일은 이런 이유 말고도 많습니다. 목뼈의 움직임에 따라 척수가 목뼈에 눌리거나, 늘어나거나, 부딪혀 손상받는 경우, 척수 내부의 질환 등 구조 변화, 척수로의 혈류 이상 등도 원인이 될 수 있습니다. 이들 질환에서는 경추 척추관 협착증 없이 경추 척수증이 올 수 있는 것입니다.

정상 성인의 환추에서 척수는 환추 내부의 1/3만을 차지합니다. 나머지 1/3은 치돌기가, 그리고 나머지 1/3은 여유 공간으로 남아있지요. 축추하 경추부에서 척추관의 전후 직경은 약 17~18 mm이고 척수의 직경은 10 mm 정도입니다. 척수는 척추관의 약 50%만을 차지하지요. 조물주는 척수가 지나가는 공간을 상당히 여유있게 만들어 주신 셈입니다. Pavlov라는 의사는 척추관의 전후 직경을 목뼈 몸통(경추체)의 전후 직경으로 나눈 값(이것을 Pavlov 비율이라고 합니다.)을 기준으로 하여 이 값이 0.8 이하일 때를, 즉 척추관이 척추체의 전후 직경에 0.8배 이하인 경우를 선천성 경추 척추관 협착으로 정의하자고 하여 많은 의사들이 이를 받아들이고 있습니다. 척추관의 협착 즉, 척추관 단면적이 줄어드는 것은 척추관 안으로 침범하는 작은 디스크에 의해서도 척수가 눌릴 수 있다는 것을 말합니다. 또한, 척수 주위에서 쿠션 역할을 하는 뇌척수액이 차지하는 공간이 좁아지게 되므로, 비교적 가벼운 손상에도 척수가 큰 충격을 받을 수 있는 위험에 노출될 수 있다는 말도 됩니다.

다시 말하자면 경추 척추관 협착증은 그 자체가 척수를 눌러 척수증을 유발하기도 하고, 아니면 척수가 손상을 받기 쉬울 만한 여건을 형성하여 척수증 발생의 원인 인자로 작용하기도 합니다. 척추관 협착증과 척수증이 항상 같은 의미로 쓰이는 것은 아니란 말이지요.

경추의 움직임에 따라 척수가 손상받을 수 있다고 했는데 그것은 무슨 뜻인가요? 이해가 잘 가지 않네요.

정적 척수 압박과 동적 척수 압박

경추가 정지 상태일 때 척수가 눌리는 것을 정적 척수 압박(static cord compression)이라고 합니다. 그 원인은 경추 디스크 뿐만 아니라, 후종인대 골화증, 덧뼈, 척수 주위나 안쪽의 종양, 감염에 의한 고름 주머니 등 정지 상태에서 척수를 누를 수 있는 모든 것들이 원인이 될 수 있습니다. 만약 이러한 것들이 아니고 경추가 움직이면서 그 변화에 의해 눌리게 되는 경우를 동적 척수 압박(dynamic cord compression)이라고 합니다. 환축추 탈구에 의해 척수가 눌리게 되는 것도 동적 척수 압박으로 볼 수 있습니다. 하위 경추부에서는 보통 정상인에서도 목을 뒤로 과도하게 젖히면 위아래 후궁 사이의 간격이 좁아지면서 그 사이의 황인대(yellow ligament)가 척추관 앞쪽으로 접혀 들어가게 됩니다. 이렇게 접혀 들어간 황인대와 돌출된 디스크 사이에서 척수가 갑자기 꼬집히는(pinching) 상황이 발생할 수 있습니다. 또는 목을 숙이거나 젖힐 때 목뼈 사이가 불안정해져 어긋나면 갑작스레 척추관이 좁아지면서 척수가 눌리는 경우도 있습니다. 이것은 척추가 정지해 있을 때는 손상을 주지 않으나 움직이면서 영향을 주기 때문에 동적 요인(dynamic factor)이라고 합니다.

저는 이것을 우리 학생들에게 설명할 때, 항상 차곡차곡 쌓아올린 타이어 더미를 예로 듭니다. 타이어 7개를 쌓는데 어떻게 쌓는 것이 가장 좋을까요? 그렇습니다. 타이어 안의 구멍이 정확히 일치되도록 위로 쌓아 올리는 것이 부피를 가장 적게 차지합니다. 자, 이제 상상으로 그 타이어 더미를 생각해 보십시오. 위에서 그 구멍을 쳐다 봅니다. 정확히 맞추어 쌓았으니까 1층부터 7층까지 모두 동그랗게 보이겠지요?

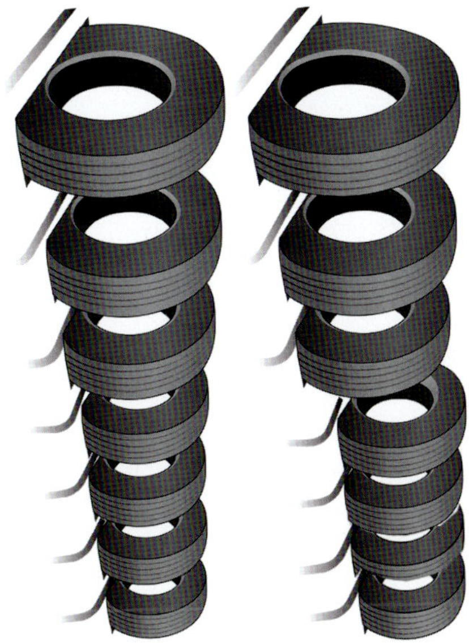

동적 인자에 의한 척추관 협착.
왼쪽은 차곡차곡 쌓여있는 7층의 타이어입니다. 중앙부에 뚫린 구멍이 척추관에 해당됩니다. 이렇게 쌓아 놓으면 척추관이 서로 일치하니까 매우 넓어 보입니다. 만약 중간 한 층이 어긋났다고 생각해 보십시오. 이제 위에서 척추관을 바라볼 때 어긋난 마디에서 척추관이 많이 좁아진 것을 볼 수 있겠지요? 우리 몸에서도 경추간의 정렬이 어긋나면 갑자기 척추관이 많이 좁아져 척수가 눌려 망가지는 현상이 발생할 수 있습니다.

그런데 갑자기 충격이 가해져 3층과 4층 사이가 20 cm 정도 어긋났다고 생각해 보십시오. 이제 위에서 쳐다보면 어떨까요? 3~4층 사이가 어긋나면서 이제 구멍은 동그랗게 보이지 않고 찌그러져 보일 것입니다. 구멍 안 공간이 많이 좁아졌지요? 우리 목뼈도 마찬가지 입니다. 1층에서 7층까지 쌓아올린 타이어와 우리의 목뼈는 비슷하게 생겼습니다. 타이어 안의 동그란 구멍은 우리 목뼈의 척추관이죠. 차곡차곡 정렬이 맞을 때에는 척추관이 가장 넓은 단면적을 갖습니다. 하지만 그 중에 하나라도 뼈가 어긋나면 그 공간은 그 어긋난 길이의 제곱에 반비례하여 좁아집니다. 따라서 움직이지 않는 목뼈라도 관절 사이가 어긋나면 이렇게 척추관은 좁아지게 되는 것입니다. 만약 움직이는 목뼈라면 어떨까요? 움직일 때 마다 목뼈가 제자리로 왔다가 또 서로 어긋났다가 한다면요? 척추관 단면적이 넓어졌다 좁아졌다 할 것입니다. 이러한 단면적의 변화가 척수를 압박하는 요인으로 작용할 수 있는데 이것이 바로 동적 요인인 것입니다.

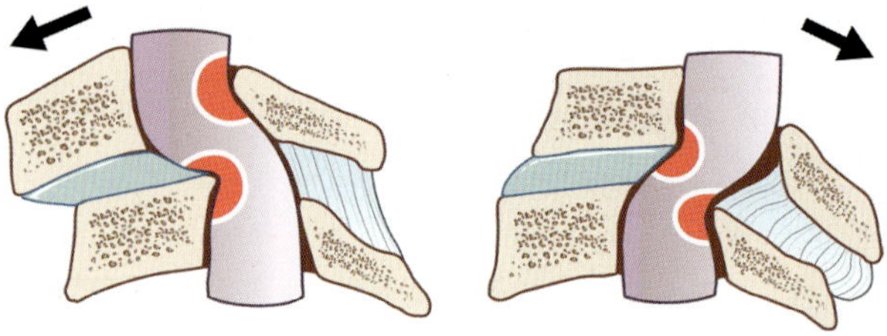

동적 척추관 협착.

경추 척수증이 있으면 어떤 증상이 나타나나요?

경추 척수증의 증상

척수증은 다양한 임상 증상을 만들 수는 있지만 거꾸로 '이런 증상이 나타나면 척수증이다'라고 할만한 뚜렷한 증상이 없습니다. 신경근증에서는 통증이 가장 흔한 증상인데 반해, 척수증에서는 약 1/3의 환자에서만 나타납니다. 게다가 감각 증상은 척수가 망가진 부위 이하 팔, 몸통, 다리 등 어디든 나타날 수 있기 때문에 온몸이 다 아픈 증상도 만들 수 있습니다. 진단하기 조금 곤란하겠지요?

하지만 그 중에서도 척수증 때 가장 흔하게 나타날 수 있는 증상들을 꼽으라면 2가지를 들 수 있는데요, 이건 중요하니까 잘 기억하고 있으세요. 의대 시험 문제에도 많이 나옵니다. 상지에서는 1) 부자연스러운 손놀림(hand clumsiness), 그리고 하지에서는 2) 보행 장애(gait disturbance)가 그것입니다. 이 증상들은 하루 아침에 나타나는 경우보다는 수 개월에 걸쳐서 서서히 진행됩니다. 손의 세밀한 운동 장애로 인한 증상으로 젓가락질이 잘 되지 않아 젓가락을 자꾸 떨어뜨린다든지, 글씨체가 변한다든지, 단추 채우기가 능숙하게 안된다고 하는 경우들이 많습니다. 보행 장애 증상은 '구름위를 걷는 것 같다. 혹은 딱딱한 바닥이 푹

신푹신하게 느껴진다. 다리가 휘청거려서 금방 넘어질 것 같다. 다리가 뻣뻣하다.'라고 표현합니다. 이러한 증상들은 천천히 걸을 때보다는 빨리 걷거나, 달릴 때 더 확연히 나타납니다. 더욱 진행하면, 지팡이나 목발이 있어야 걸을 수 있을 정도가 되고, 마지막에 가서는 다리 근육의 힘이 약해져 아예 못 걷게 되고 휠체어를 타야 합니다. 걸음걸이 이상을 조기에 알아볼 수 있는 방법은 바닥에 일직선을 긋고 그 선을 따라 발 뒤꿈치가 다른 발가락 앞에 놓이도록 발을 바꿔가면서 걸어보는 것입니다(tandem gait).

방광 증상도 나타날 수 있습니다. 방광 근육이 수축을 못해 소변을 배출 못하고 점차 늘어나기도 하고, 어떤 경우는 너무 민감해져서 조금만 소변이 고여도 배출하는 등 여러가지 형태로 나타날 수 있습니다.

여기서 감별해야 할 중요한 증상이 있는데요. 목에서는 얼굴로 올라가는 신경이 없습니다. 엄밀히 말하면 일부 있기는 하나 여러분들은 그냥 없다고 생각하시면 편합니다. 따라서 얼굴 쪽에 감각 이상, 운동 장애가 나타나면 그것은 목 위 부위, 즉 뇌와 관련되어 나타나는 증상이라고 생각하시는 것이 좋습니다. 만약 이러한 증상들이 나타난다면 '아마도 경추 질환은 아니겠구나' 생각하시거나, 아니면 '경추와 함께 목 위 부위에 다른 병이 같이 있구나' 생각할 수 있습니다.

예를 한번 들어볼까요, 어떤 환자분의 앞서 말씀드린 손의 섬세한 동작이 잘 안되고, 걸음걸이가 휘청거린다고 오셨습니다. 증상만 들어보면 척수증 가능성이 높겠지요? 그런데 그것이 잘 보니 왼쪽 팔과 왼쪽 다리에서만 나타나는 증상이었습니다. 감각 이상도 말이지요. 또 얼굴을 보니 왼쪽 눈이 잘 안 감기고 입이 오른쪽으로 돌아가 있는 것입니다. 이 분은 척수증이 아니라 허혈성 뇌졸중 진단을 받으셨습니다. 증상만 듣고도 경추 척수증이 아닐 거라는 단서가 2가지 있는데요. 첫째는 아까 말씀드린 대로 얼굴에도 증상이 나타났다는 것이고, 둘째는 한쪽 팔다리에만 증상이 나타났다는 것입니다. 척수에는 양쪽 팔다리로 가는 신경들이 함께 지나가기 때문에 이상이 생긴다면 양팔이나 양다리에 증상이 함께 나타나는 경우가 많습니다. 어떻습니까? 진단을 내리는 것이 마치 범죄 추리를 하는 것 같이 재미있지요? 예 그렇습니다. 무척 재미있습니다. 제가 앞으로 중간 중간에 이런 퀴즈를 낼 테니까 함께 풀어 보시기 바랍니다.

(이하는 척수증에 대해 더 알고 싶으신 분들을 위한 것입니다. 급하신 분들은 다음 장으로 넘어 가셔도 됩니다.)

의사들이 증상 말고 간단한 진찰로 경추 척수증을 진단하는 방법이 있나요?

경추 척수증의 이학적 검사

앞서 척수증의 증상에서도 말씀드렸지만 의사들이 하는 검사에서도 '이것이 척수증이다.'라고 확진할 만한 검사는 없습니다. 다만 척수 안에는 뇌에서부터 근육으로 가는 운동 신경들의 통로인 피질-척수로(corticospinal tract)가 지나는데 이것이 고장 났을 때 나타날 수 있는 특징적인 이상들이 있어서 주로 이 이상들을 검사하는 경우가 많습니다. 가장 대표적인 것이 호프만 징후(Hoffman's sign)라는 것입니다. 가운데 손가락의 맨 끝마디를 위로 튕겼을 때, 엄지 손가락과 나머지 손가락들이 과흥분되어 굽혀지면서 꿈틀거리면 양성입니다. 뇌의 피질에서 각 근육으로 내려가는 신경의 하행성 경로(피질-척수로)에 이상이 있음을 나타냅니다.

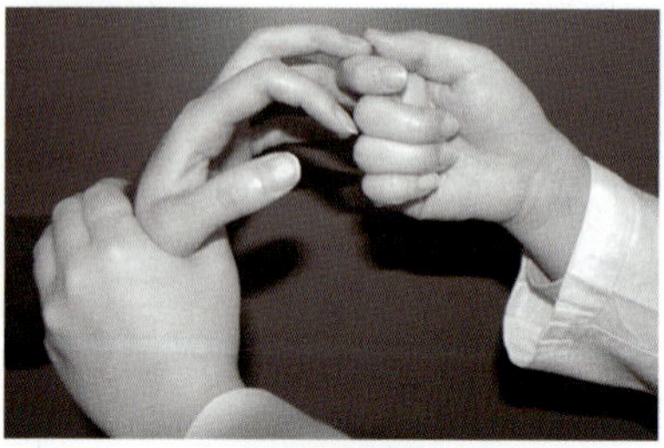

Hoffman 반사.

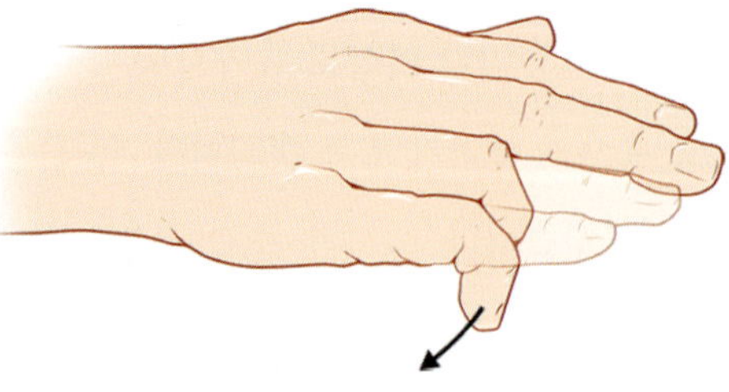

Finger escape sign.

상지에서는 척수증 손(myelopathy hand)이 진단의 실마리가 될 수 있는데, 주로 손가락을 사용한 섬세한 동작 이상과 손의 근육 마비때문에 나타나는 현상들을 말합니다. 빠른 속도로 주먹을 완전히 쥐었다 폈다를 반복하는 검사(fast grip and release test)는 정상에서는 10초에 20회 이상 행할 수 있는데, 척수증일때는 손놀림이 느려져 하기가 힘듭니다. 또한 수지 탈출 징후(finger escape sign)라는 것이 있습니다. 선서하듯이 모든 손가락을 서로 붙이고 있으라고 하면 서서히 네번째, 다섯번째 손가락이 나머지로부터 떨어져 나가면서 굽게 되는데 이것이 양성입니다. 하지만 이 검사는 척수증 손 뿐만 아니라 척골 신경(ulnar nerve) 이상에서도 나타날 수 있기 때문에 감별을 할 필요가 있습니다.

다리와 발에서도 근육과 힘줄의 과흥분성을 보는 검사들이 있으나 이는 의사가 아닌 일반 분들이 정확히 행하기 어렵기 때문에 설명은 드리지 않겠습니다.

중추신경계와 말초신경계의 기능은 무엇인가요?

중추신경계, 말초신경계의 기능 이해

중추신경과 말초신경의 기능을 구분하기 쉽게 설명해드리겠습니다. 물론 신경계에는 여러가지 복잡한 기능들이 있지만 의학을 공부하지 않으신 분들이 쉽게 구분할 수 있도록 극도로 압축하여 설명드리는 만큼 일부 예외가 있을 수 있습니다.

우리가 원초적 본능을 건드리는 감각적 자극을 가리켜 '말초신경을 자극한다.'고 흔히 말하지요? 그렇습니다. 말초 신경은 간단히 말해서 아주 본능적이고 일차적인 반응을 보이는 신경계를 구성합니다. 주로 하등 동물에서 관찰되는 것이지요. 흔히 무조건 반사와 같은 원시적 반응들을 포함합니다. 이해하기 쉽게 '제멋대로인 아이'를 상상하시면 됩니다. 반대로 원초적이고 원시적인 반응을 가능한 한 억제시키는 것이 중추 신경의 역할입니다. '제멋대로인 아이를 말리는 어머니'를 연상하시면 되겠군요. 아이는 대부분 원초적인 욕구를 충족시키려 하고 아무래도 어머니보다는 하등 동물(?)이라는 인식을 가지고 생각해보시면 쉽게 이해하실 것입니다.

문제를 내볼까요? 사람의 몸에는 방광에 소변이 차면 자연적으로 소변을 보게 만드는 반사 기능이 있습니다. 이것은 중추와 말초 신경 중 무엇이 관여할까요? 또한 화장실이 아니면 소변보는 것을 참게 만드는 기능도 있습니다. 이것은 무엇이 관여할까요? 자연적인 소변 보기는 "제멋대로인 아이"와 같죠. 체면을 차릴 필요 없이 소변이 마려우면 누려고 할 것입니다. 그렇습니다. 말초 신경계가 일으키는 무조건 반사입니다. 화장실에 갈 때까지 소변을 참는 기능은 "제멋대로인 아이를 말리는 어머니"역할과 같습니다. 중추 신경계인 전두엽에서 이루어지는 억제 작용입니다.

또 하나 예를 들어볼까요? 만약 중추든 말초든 신경계가 망가지면 근육의 마비가 오겠지요? 만약 중추 신경계가 망가지면 어떤 마비가 올까요? "제멋대로인 아이를 말리는 어머니"가 없으니 아이만 남았네요. 근육 혼자 제멋대로 수축을 하게 됩니다. 따라서 팔다리가 뻣뻣한 강직성 마비가 옵니다. 그래서 척수증, 즉 중추 신경인 척수가 망가지면 근육의 과흥분성이 나타나는 것입니다. 만약 말초신경계가 망가지면요? 이번엔 "제멋대로인 아이"가 없으니 조용하겠죠. 근육이 축 늘어지는 이완성 마비가 옵니다. 어때요? 쉽고 재미있지요?

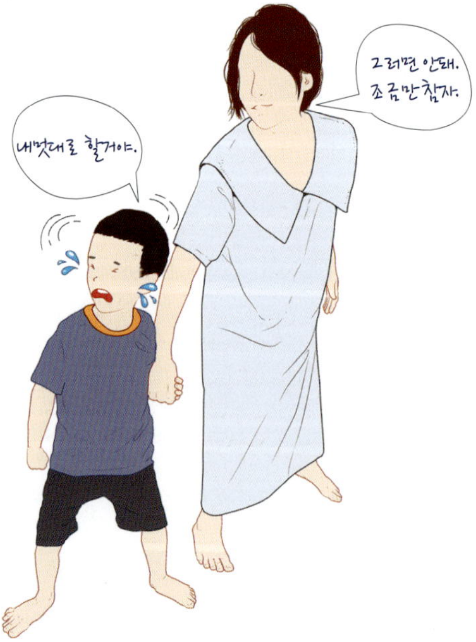

척수증의 증상을 측정하는 객관적인 방법은요?

척수증 평가 방법(JOA 점수)

척수증 때의 통증도 VAS로 목과 팔, 다리에서 측정하는 것이 보통입니다.

하지만 가장 흔한 증상들, 1) 손의 섬세한 동작 불가능, 2) 보행 이상, 3) 감각 기능, 4) 방광 기능 이상을 한꺼번에 보는 방법은 없어서 인위적으로 평가 방법을 만들었습니다. 무척 여러가지 종류가 있지만 가장 많이 쓰이는 것은 일본정형외과학회 점수(Japanese Orthopedic Association score; JOA score)입니다. 대한정형외과학회가 아니라서 조금 아쉽지요? 어쩔 수 없습니다. 일본이 우리나라보다 훨씬 앞서서 연구를 많이 했기 때문이거든요. 이 점수 체계는 아래 표와 같아요.

우리 몸의 기능을 상지 운동 기능, 하지 운동 기능, 상지/하지/몸통 감각 기능, 방광 기능 등으로 나누어서 점수를 배정했습니다. 정상은 만점으로 17점입니다. 13~16점은 경도, 6~12점은 중등도, 5점 이하는 중증도 척수증으로 분류합니다. 점수가 낮을 수록 증상이 심한 것입니다.

I. 상지 운동 기능

0: 스스로 젓가락, 숟가락, 포크 등 어떠한 도구로도 혼자서 식사할 수 없거나, 어떤 크기의 단추도 채울 수 없음.

1: 숟가락, 포크로 겨우겨우 스스로 먹을 수는 있으나 젓가락 사용은 불가능

2: 젓가락으로 식사 가능하거나, 혹은 글씨 쓰기 가능하나 실제로 사용하기 어려움, 혹은 큰 단추 채울 수 있음.

3: 젓가락으로 식사 가능하거나, 혹은 글씨 쓰기 어둔하나 실제 사용 가능, 소매 단추 채울 수있음.

4: 정상

II. 하지 운동 기능

0: 어떠한 도구를 사용하더라도 서서 걷지 못함.

1: 지팡이나 다른 보조 기구가 없으면 평지를 걷지 못함.

2: 평지에서 독립 보행 가능하나 계단에서는 보조 기구 필요

3: 빨리 걸을 수 있으나 부자연스러움

4: 정상

III. 감각 기능

A: 상지

0: 촉각, 통각 완전 소실

1: 감각 저하 혹은 중등도의 통증 혹은 저림

2: 정상

B: 하지

A와 동일

C: 몸통

A와 동일

IV. 방광 기능

0: 요 저수(소변이 고임) 혹은 요 실금(소변 지림)

1: 요 저수 감각(소변이 고여있는 감각), 요 적하(방울방울 떨어짐), 세류 (얇은 소변 줄기), 불완전 자제

2: 배뇨 지연(소변 늦게 시작함) 혹은 빈뇨(소변 자주 봄)

3. 정상

I에서 IV 항목까지 해당하는 점수를 전부 더한 값이 환자분의 점수입니다. 여러분은 몇 점이나 나오나요? 이 점수를 가지고 치료 후에 얼마나 호전되었는지 회복율도 계산할 수 있습니다. 수식은 아래와 같아요.

회복율 = ([치료후 점수-치료 전 점수]/[17-치료전 점수])×100

어떤 분이 수술 전 JOA 점수가 7점인데 수술 후에 14점으로 좋아졌다고 하면, 수술에 의한 JOA 점수 회복율은 얼마일까요? 70%입니다. 치료 전 증상이 7점이었으니까 최대한 좋아질 수 있는 점수(17-7), 즉 10점 중 7점이 좋아져서 70%가 호전되었다고 보는 것입니다. 만약 수술 후에 17점 만점이 되었다면 100% 호전되었다고 할 수 있지요.

MRI를 찍었더니 척수안의 색이 변해있다고 들었어요? 이것이 의미하는 것은 무엇인가요?

(MRI에 대해 조금 더 자세히 알고 싶은 분들이 읽어보시면 좋습니다.)

MRI 상 척수내 고강도 신호의 의미

의사가 아닌 분들이라면 아직까지 잘 모르셨을 텐데 MRI는 한 종류의 영상만 찍는 것이 아닙니다. 기본적으로 두 가지 영상을 찍는 데 그것이 T1 강조 영상과 T2 강조 영상입니다. 깊이 들어가면 많이 어려우실 것 같아서 아주 쉽게 설명드리겠습니다.

MRI에 굉장히 강력한 전자석(電磁石)이 들어가는 것은 알고 계시겠지요? 여기에 강한 자성을 만들었다 풀었다 하면서 우리 몸에 있는 수소 원자가 자성에 걸려 어떻게 긴장했다가 풀어졌다가 하는지 반응을 보는 것이 그 원리입니다. 자성을 걸었다 푸는 조건에 따라 같은 성분이라도 반응하는 강도가 서로 차이가 나게 됩니다. 여기까지는 이해가 되시나요?

이 결과 T1 강조 영상이라는 이미지에서는 지방은 하얗게 물은 어둡게 보입니다. 반대로 T2 강조 영상이라는 이미지에서는 물은 아주 하얗게 지방은 물보다 어둡게 보입니다. 우리 몸에 풍부한 피는 어떻게 보일까요? 주성분이 물이니까 물의 성질을 따라가겠지요? 공기나 석회성 뼈, 섬유화된 조직 등은 T1, T2 모두에서 아주 검게 보입니다. 대부분의 병적인 조직, 즉 암이나 염증, 부종(부은 것) 같은 것은 물을 많이 함유함으로 T2 강조 영상에서 정상조직보다 더 밝게 보입니다. 따라서 T2 강조 영상에서는 수분이 많이 함유된 병변을 쉽게 찾을 수 있다는 장점이 있습니다. 반면에 T1 강조 영상은 보다 높은 신호 강도를 가지고 있어, 해부학적 구조물을 좀 더 명확하게 구별할 수 있다는 장점이 있습니다. 이렇게 두가지 강조 영상 방법으로 찍어서 비교해보면 해당 부위의 조직이 무엇인지 조금 더 자세히 감별할 수 있겠지요.

그런데 그동안 척수가 손상된 환자분들 MRI를 찍어보았더니 그분들 중 T2 강조 영상에서 척수내 신호 강도가 하얗게 증가된 분들이 60%가 있었습니다. 이것은 무엇을 의미하는 것일까요? 만약에 얼마전에 신경이 손상 받아 신경 안에 피가 고였거나 혹은 신경이 부어 올랐다고 하면 신경은 그 부위에 피와 수분을 많이 포함하고 있겠지요? 따라서 물이 밝게 보이는 T2 강조 영상에서 하얗게 보일 것입니다. 만약 이런 환자의 T1 강조 영상을 보았더니 별 변화가 없다면 출혈이나 부종으로 볼 수 있겠습니다. 하지만 T1에 경계가 명확한 어두운 주머니가 보인다면 그것은 신경이 이미 죽어 물주머니로 변한 병변일 가능성이 높습니다.

이상을 종합해 보면 결론이 다음과 같습니다. <u>T2 강조 영상에서 척수가 하얗게 변하여 보이는 분들은 그렇지 않은 분들에 비해서 척수가 보다 심하게 손상되었음을 확연히 보여주는 것입니다. 만약 이 분들의 T1 강조 영상을 보았더니 일치하는 부분이 어둡게 보인다면? 네, 손상받은지 오래되어 변성이 된 것이므로 수술을 해도 그렇지 않았던 분에 비해 회복이 덜 될 것이라는 것을 알 수 있습니다.</u> 이렇게 MRI만으로도 수술 후 결과를 어느 정도 예측할 수 있습니다만 이것이 절대적인 것은 아니므로 너무 실망하지는 마십시오.

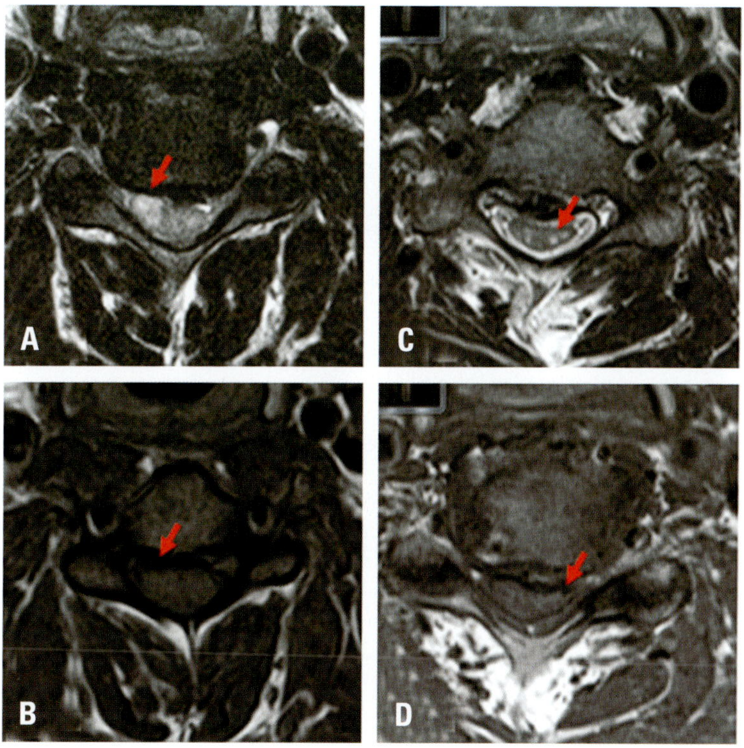

그림 A와 B는 같은 환자의 같은 부위를 T2와 T1강조 영상으로 본 것입니다. T2에서 하얗게 보이는 척수내 영역이, T1에서는 주변과 비슷하게 보이지요? 따라서, T2의 고강도 신호 영역이 급성 병변, 여기서는 부종이라고 생각되는 것입니다. 수술한다면 예후가 좋을 것입니다. 그림 C와 D는 또다른 환자의 같은 부위를 T2와 T1 강조 영상으로 본 것입니다. 이번에는 T2에서 하얗게 보이는 척수내 영역이, T1에서 까맣게 보이지요? 이것을 보면 T2의 고강도 신호 영역이 오래된 병변이라는 것이고, 수술을 하더라도 신경 기능이 많이 좋아지지는 않을 것이라는 것을 알 수 있습니다.

그 밖의 검사들은 어떤 것을 이용하나요?

그 밖에 도움이 될 만한 검사로서는 근전도 검사, 유발 전위 검사, 보행 검사 등이 있습니다.

각각의 검사의 목적을 말씀드리겠습니다.

근전도 검사(Electromyography; EMG)

먼저 근전도 검사는 신경근증의 진단과 감별 진단을 위해 필요한 검사입니다. 만약 팔이나 손, 다리나 발이 저리다면 이것이 과연 척수증에 의한 것인지, 신경근증에 의한 것인지 감별할 필요가 있습니다. 척수증에 의한 증상은 어느 정도 남을 가능성이 있지만 신경근증은 상당히 회복될 가능성이 크기 때문입니다. 이 두가지를 감별하는 데에 근전도 검사가 도움이 됩니다. 또한 경추에서 생긴 증상이 아니라 경추 이하 목, 팔, 다리의 말초 신경 이상으로 생긴 증상도 감별할 수 있습니다. 이는 경추 증상이 아닌 질환으로 경추 수술을 받게 되는 황당한 일을 피하는 데에 큰 도움이 됩니다. 어떤 분들은 불운하게도 경추의 신경 증상과 말초 신경 이상을 동시에 갖고 계신 분들도 있습니다. 이런 분들은 경추 수술을 먼저 하더라도, 나머지 신경 증상이 남을 수 있으며, 이 또한 치료가 필요할 수도 있다는 것을 미리 알려드려야 합니다. 이러한 질환들 말고도 근전도 검사는 운동신경원성 질환(척수에서 운동신경의 몸체에 이상이 생겨 근육의 힘이 빠져가는 질환, 대표적으로 루게릭병이 있음) 등을 감별할 수 있는 장점이 있습니다.

단점이라면 신경 손상 후 4~6주간 검사에 이상 소견이 나타나지 않을 수 있다는 점, 검사자에 따라 결과가 많이 차이날 수 있다는 점이 있습니다. 신경이 손상되고 너무 빨리 검사를 하면 오히려 검사 결과가 정상으로 나올 수 있다는 말입니다.

유발 전위 검사(evoked potential; EP)

유발 전위 검사는 중추 신경과 말초 신경에 신경 전도가 잘 되는지, 즉 신경의 전기 신호가 잘오르락 내리락하는지를 검사하는 것입니다. 주로 중추 신경, 그 중에서도 척수의 기능을 잘 판단할 수 있습니다. 척수 기능 검사에 사용할 수 있는 것은 크게 두가지로 운동 유발 전위(motor evoked potential; MEP) 검사와 체성 감각 유발 전위 검사(somatosensory evoked potential; SSEP)가 있습니다. 운동 유발 검사는 두개골을 통해 대뇌의 운동 피질에 전기 자극을 가한 후 사지의 말단 신경으로 전달되는 전기 신호를 측정하는 것입니다. 주로 운동 신경의 전도 기능을 보는 것으로서 척수의 전측방을 지나는 대뇌 피질-척수로의 기능을 모니터링 합니다. 체성 감각 유발 전위 검사는 척수의 후방을 지나는 후주(後柱, posterior column)의 전도 기능을 보는 것입니다. 운동 유발 전위 검사와는 반대로 말초 신경에서 전기 자극을 주고 대뇌의 감각 피질에서 전기 신호를 받습니다. 어떤 검사든지 파동의 진폭이 기준 이하로 감소하거나 파동의 잠재기가 기준 이상 지연되는 경우 양성으로 판단하며, 척수의 해당 부위에 문제가 발생했음을 거의 실시간으로 관찰할 수 있다는 것이 가장 큰 장점입니다. 그러므로 이 검사

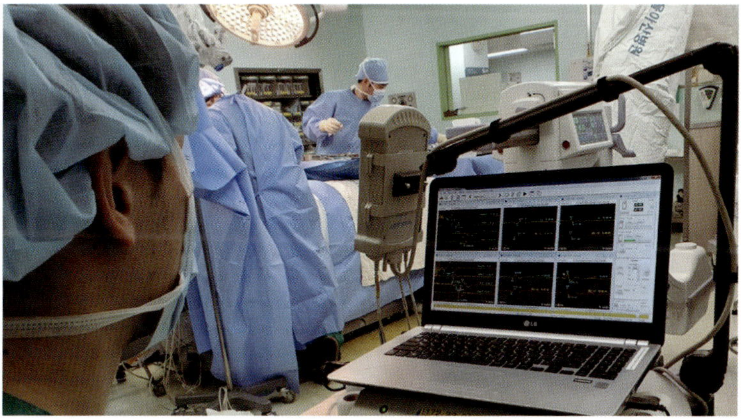

수술장에서 시행하는 유발 전위 검사 모니터링.

는 특히 척수 관련 수술 중 사용하여 수술 과정이나 술기에 문제가 있는지 실시간 모니터링하는 데에 이용되는 경우가 대부분입니다.

정량적 보행 검사(gait analysis)

정량적 보행 검사(gait analysis)는 보행 기능을 객관적으로 측정하는 것입니다. 운동형상학적(kinematic), 운동역학적(kinetic), 그리고 동적 근전도 검사(dynamic EMG)를 통해 움직임에 대한 정량화, 보행 이상을 초래하는 병적 상황을 알아내는 검사입니다. 치료 전 척수증 환자의 보행이 어떻게, 얼마나 이상이 있는지, 있다면 그것이 척수증과 관련된 보행 이상인지 진단할 수 있고, 치료 후에 얼마나 호전되었는지도 정량화할 수 있습니다.

척수증과 감별해야 할 질환들은 무엇이 있고 그 감별점은 무엇인가요?

척수증의 감별 진단

경추 신경근증과 마찬가지로 척수증 환자의 진단시에도 유사한 증상을 나타내는 질환들이 많이 있습니다. 다발성 경화증(multiple sclerosis), 뇌혈관 질환(cerebrovascular disease), 뇌수종(hydrocephalus), 뇌종양, 척수 공동증(syringomyelia), 척수 종양, 척수 매독(tabes dorsalis), 근위축 측삭 경화증 (amyotrophic lateral sclerosis) 등 근육병(myopathy) 및 운동 신경원 질환(motor neuron disease) 등과 감별을 요합니다. 이름도 생소한 병들이 많이 있지요? 하지만 대부분 뇌와 척수의 MRI를 찍으면 특징적인 소견때문에 충분히 감별되는 경우가 많습니다. MRI가 후종인대 골화증에 눌리는 척수를 진단하는 데에도 중요하지만, 이러한 다른 질환들을 감별하는 데에도 중요한 역할을 합니다. 가장 조심해야 할 병은 근위축 측삭 경화증(筋萎縮 側索 硬化症, amyotropic lateral sclerosis, 소위 루게릭병)과 같은 운동 신경원질환(운동 신경원 질환,

motor neuron disease)입니다. 상하지의 강직성 마비로 인해 부자연스러운 손놀림(hand clumsiness)과 보행 이상 등 척수증과 유사한 증상들이 나타납니다. 감별점이라고 하면, 운동 신경원만 망가지므로 감각 증상이 나타나지 않는다는 것입니다. 그래서 척수증 증상을 보이는데에도 불구하고 감각증상이 없는 환자들은 근전도를 통하여 혹시 이러한 질환이 아닌지 미리 감별하는 것이 중요합니다. 또하나의 감별점은 이러한 병들이 흔히 뇌신경을 동시에 망가뜨려 얼굴에도 증상이 나타나는 경우가 많다는 것입니다. 뇌신경이 망가졌는지 감별하는 방법으로는 턱의 반사가 증가되었는지 보는 방법이 있는데 이는 의사 선생님들이 시행하므로 여러분들이 자세히 아실 필요는 없을 것 같습니다.

제 3장

환축추간 불안정을 유발하는 질환, 골절들

1. 축추 치돌기 부골(軸椎 齒突起 部骨, os odontoideum)

축추 치돌기 부골이란 무엇이고 어떤 증상을 보이나요?

축추 치돌기 부골의 정의와 증상

축추 치돌기 부골은 짧아진 치돌기 위로 보이는 피질골에 둘러싸인 다양한 크기의 독립적인 작은 뼈 조각을 말합니다. 흔히 짧아진 치돌기가 횡인대에 의해 제어 받지 못하게 되고 이것 때문에 작은 뼈 조각이 환추와 한덩어리로 움직여 심각한 환축추간 불안정을 만들곤 합니다. 이는 선천성 또는 과거의 외상에 의하여 골절된 치돌기가 익상인대의 의해 상방 전위되고 혈액 순환의 불충분으로 인

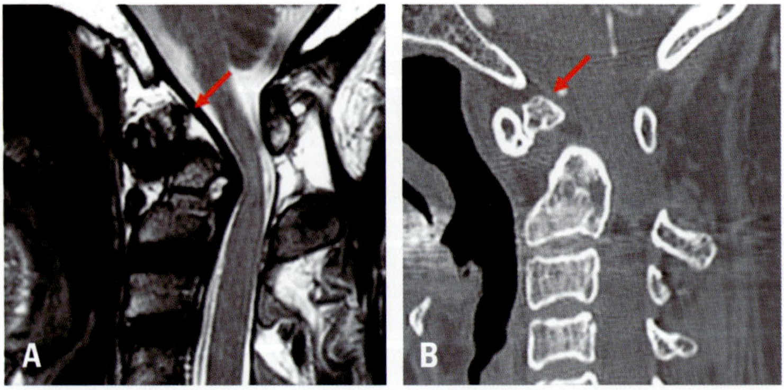

축추 치돌기 부골의 MRI(A)와 CT(B). 화살표가 가리키는 것이 치돌기 부골입니다. 골절과는 달리 치돌기 조각이 위로 전위되어 있고, 경계가 동글동글하며 두꺼운 뼈로 둘러싸여 있습니다.

하여 치골기의 하부가 흡수되어 발생합니다. 그 외양이 둥글고 딱딱한 뼈로 둘러싸여 있으며 남은 치돌기와 상당한 간격이 있는 점으로 구분됩니다.

이 뼈 조각은 정상적인 위치에 있기도 하고, 환추의 전궁과 유합되어 한 몸으로 움직이기도 하며, 아예 위쪽으로 이동하여 두개골과 유합되어 있기도 합니다. 증상은 아주 다양한데 1) 불안정성이 없는 경우 무증상으로 우연히 발견되기도 하고, 2) 두개골-경추 연결부에 심한 목 통증을 호소하기도 하며, 3) 불안정에 의해 척수가 손상 받아 척수증 증상을 보이기도 하고, 4) 척추-기저 동맥의 혈류를 막아 뇌 증상을 나타내기도 합니다. 뇌 증상이라면 보통 소뇌 증상, 뇌간 손상, 현훈(어지러움증), 일시적 뇌 빈혈 같은 증상들을 포함합니다. 대개는 불안정성에 의한 목 통증과 척수증을 호소하는 것이 대부분입니다.

축추 치돌기 부골은 왜 생기는 것입니까? 선천성인가요?

축추 치돌기 부골의 기전

과거부터 여러가지 학설이 있었습니다. 그 중에 대표적인 것으로서 선천성으로 치돌기를 이루는 뼈들이 유합되지 않았다는 가설과 태아 때 혹은 소아 때 발생한 치돌기 골절이 붙지 않아서 생긴 것이라는 가설이 팽팽히 맞섰습니다. 그러다가 최근에는 선천성보다는 후천성, 즉 어린 시기에 당했던 치돌기 골절이 안 붙어서 생긴다는 가설이 더 힘을 받고 있습니다.

(아래 부분은 깊이 아시기를 원하는 분들을 위한 것입니다. 급하신 분은 통과하셔도 됩니다.)

원래 축추의 뼈는 태생기 때 네 부위에서 만들어집니다. 치돌기 부위와 아래의 추체를 형성하는 것은 그림과 같이 A, B 두 부위입니다. 이 두 부위에서 각자 뼈를 만들어 약 8세까지 서로 합쳐지게 되는 것입니다. 이렇게 나뉘어진 선 부위를 신경-중심 연골 결합(neurocentral synchondrosis)이라고 합니다. 이 병이 선천성이라고 주장하는 사람들은 결국 이 부위가 붙어야 할 때 붙지 않아서 생기는 것이라고 합니다. 하지만 막상 축추 치돌기 부전에서 뼈가 갈라져 있는 부위는 그보다 위쪽인 경우가 흔하고(번개 표시), 심지어는 8세 이하의 어린이에게서 두 부위 모두에 골 결손이 있는 것도 발견되었습니다. 다음 장에 치돌기 골절에서도 나오겠지만 치돌기의 밑부분은 원래 뼈가 약한 부위라서 골절에 취약한 부위입니다. 이것이 엄마 뱃속이나, 태어나서 얼마 지나지 않아 뼈가 아닌 연골로 형성 되었던 시기에 어떠한 이유에서든 골절이 되었다가 다시 붙지 못해 발생한 것이 아닌가 하는 것이 후천성이라 주장하는 사람들의 의견입니다. 하긴 후천성이라고 하더라도 엄마 뱃속에서 일어난 일이라서 어쩌지 못할 수도 있긴 하겠지만요.

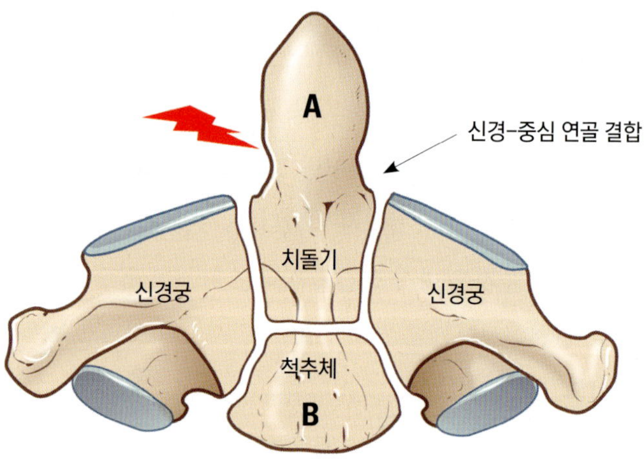

축추 치돌기 부골은 어떻게 진단하나요?

축추 치돌기 부골의 진단

엑스레이는 입을 벌리고 정면에서 촬영하여 치돌기의 모양을 잘 보는 방법이 있습니다. 정면, 옆에서도 기본적으로 찍어봐야 하겠지만, 중요한 것은 안정성

여부입니다. 따라서 고개를 굽혔다 젖혔다 하면서 옆면 엑스레이를 찍어 보아야 합니다. MRI도 이런 자세로 찍으면 좋겠지만 여러가지 조건 때문에 못 찍는 경우가 많습니다. CT를 찍어서 치돌기의 결손 여부와 다른 동반된 뼈의 기형을 조사할 수 있습니다. 가장 중요한 것은 역시 MRI 검사입니다. 축추 치돌기 결합에 의하여 신경이 손상받았는지 검사하는데 가장 필수적인 검사이지요. 또한 치돌기 문제 외에 하위 경추부에 디스크나 다른 질환이 있는지 함께 보는 데에도 큰 역할을 합니다.

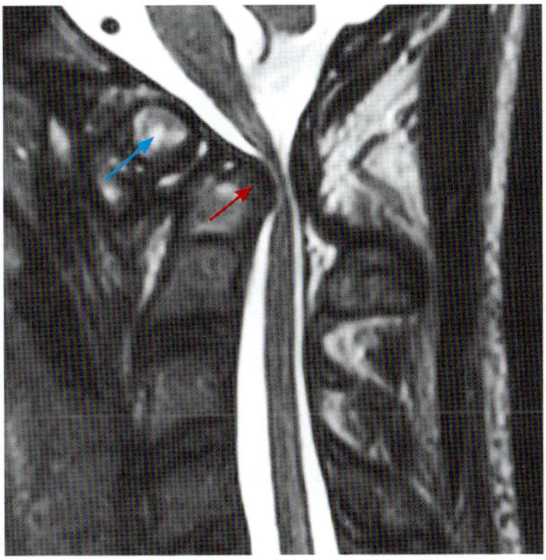

치돌기 부골(파란 화살표) 환자에서의 척수 압박(빨간 화살표).

축추 치돌기 부골이 있다면 어떻게 치료 하나요?

축추 치돌기 부골의 치료

축추 치돌기 부골의 치료에서 가장 중요한 첫번째 감별은 이것으로 인해 환축추간 불안정이 있는지 없는지를 확인하는 것입니다. 만약 불안정성이 없다면 일단은 그냥 관찰만 하는 것이 치료입니다. 1년에 한 번 엑스레이 검사를 해보고, 이상이 없으면 5년에 한 번 MRI를 찍어서 혹시 그 사이에 척수에 상처를 받지는 않았는지 확인합니다. 만약, 이런 와중에 불안정성이 발생하거나, 척수 이상이 발견된다면 수술적인 치료로 넘어갑니다.

만약 진단 초기부터 불안정성이 있다면 어떻게 할까요? 매우 위험한 병이기 때문에 불안정성이 있을 경우 조기에 수술을 통하여 안정화시킵니다. 안정화시킨다면 환-축추를 고정하여 유합하는 것을 말합니다. 앞 장에서 나오기는 했지만 축추 치돌기 부골의 수술 적응증을 다시 한 번 생각해 볼까요?

우선, 아래와 같은 증상이 있으면 수술한다고 했지요?

1) 심한 상부 경부통(뒤통수 아래 통증)

2) 2번 신경근증, 척수증 등의 신경 증상이 점점 진행

3) 임박한 신경손상의 영상의학적 위험요소가 있는 경우

여기서 3) 임박한 신경 손상의 위험요소라는 것은 아래와 같습니다.

1) 전후방 불안정성이 5 mm 이상인 경우

2) 불안정성이 진행하는 경우

3) 영상 검사에서 척수 압박이 확실한 경우

4) PADI나 SAC이 14 mm 미만인 경우

5) 신경 증상이 지금은 없더라도 과거에 있었던 경우입니다.

결론은 환-축추가 신경 손상을 이미 주었거나 혹은 그럴 위험성이 있으면 바로 수술한다는 것입니다.

축추 치돌기 부골의 수술은 어떻게 하나요?

축추 치돌기 부골의 수술 순서도

아래와 같은 복잡한 순서도에 따라 치료를 하고 있습니다. 아까 말씀드린 예는 제외하고 예를 들어 한번 볼까요? 어떤 환자가 치돌기 부골을 가지고 있지만 안정화되어 있다고 칩시다. 그런데 그것이 척수를 압박하고 있습니다. 어떻게 해야

할까요? 우선 견인을 해서 제자리에 맞으면 쉬운 후방 고정술을 해버리면 끝입니다. 만약 제자리에 맞지 않으면 척추의 어디가 더 눌리는지를 봐서 그 부위를 감압합니다. 치돌기 부골이 불안정하다면 과정의 차이는 있으나 감압술 후 후방 고정술로 가는 것을 피할 수 없겠지요.

이 순서도를 보면 수술을 피할 수 있는 경우는 맨 왼쪽 안정화되어 있으면서 척수 압박이 없는 경우인데 이마저도 관찰 중에 이상이 생기면 수술을 해야 합니다. 거의 수술이 필요하다고 생각하시면 되겠습니다.

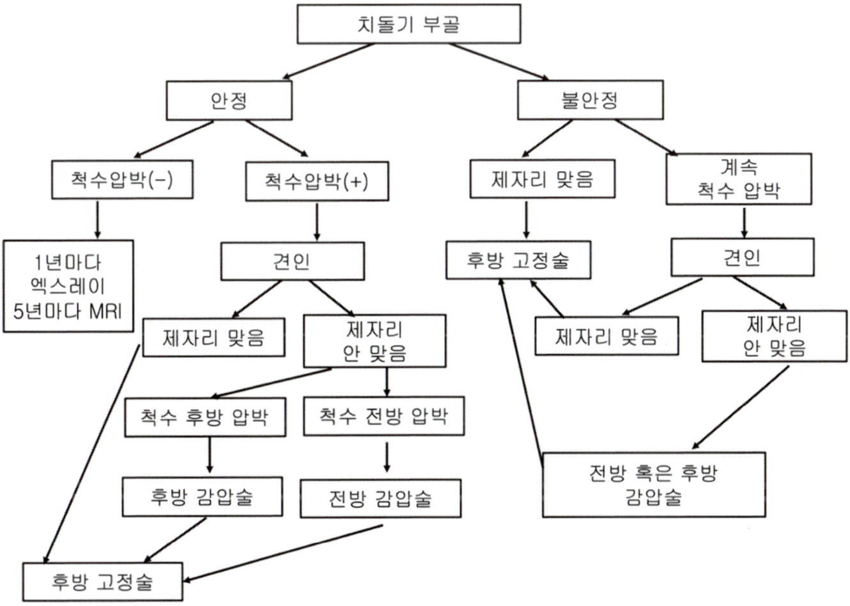

2. 클리펠-파일 증후군(Klippel-Feil syndrome)

클리펠-파일 증후군은 무슨 병인가요?

병명이 보여주다시피 클리펠이란 의사와 파일이란 의사가 보고한 여러가지 증상을 보이는 환자군을 말합니다. 여러가지 증상이라고는 하지만 원인은 한 가지로 경추의 일부 혹은 전부가 엄마 뱃속에서 나뉘어지지 않고 붙어버린 상태를 말합니다. 흔히 보이는 3개의 중요한 증상은 목이 짧고, 뒤 머리카락선이 목 아래까지 많이 내려와 있고, 목의 움직임이 줄어 있다는 것입니다. 하지만 이러한 증상은 실제 환자의 40~50% 정도에서만 나타납니다. 목의 움직임이 줄어 있다는 것이 가장 흔한 증상이고요. 경추 상부가 붙어있는 환자들에서 불편이 더 크기 때문에 일찍 발견됩니다. 분류를 하기도 하는데요, 한 마디가 붙어있는 것이 1형, 여러 마디가 드문드문 붙어있는 것이 2형, 여러 마디가 연속적으로 붙어있는 것이 3형입니다. 가장 흔하게 붙어있는 마디는 2-3번 경추간과 5-6번 경추간입니다. 종종 증상 없이 잘 살아가는 사람들도 많습니다. 하지만 1형에서는 목 통증이 2, 3형에서는 척수증과 연관된 경우도 많이 있습니다.

클리펠-파일 증후군은 무슨 문제가 있나요?

아무래도 움직일 수 있는 마디가 서로 붙어있으면 그 움직임을 다른 마디들이 나눠서 해야겠지요. 그 대신 움직이는 마디들은 과도한 움직임을 보여야 하니까 정상 마디보다 더 빨리 망가질 수 있고요. 만약 5-6번 목뼈가 붙어있다면 4-5번과 6-7번 목뼈 사이의 움직임이 더 격렬해야 할 것입니다. 그렇다 보면 디스크가 더 빨리 망가져서 신경근이나 척수를 눌러 신경근증, 척수증이 더 잘 발생할 수 있는 것입니다. 상위 경추부에서 보자면 흔히 문제가 되는 것이 2-3번 목뼈의 유합입니다. 2-3번 목뼈의 움직임을 대신 할 수 있는 것은 1-2번과 3-4번 목뼈 사이입니다. 1-2번 목뼈가 과도하게 움직이다 보면 잘 생기는 것이 치돌기 후방 가종양증(다음 장에 나옵니다.)이고 이것이 더 심해지면 아예 환축추간 불안전성이 생길 수도 있습니다. 결국 2-3번 목뼈 사이의 유합이 있는 사람, 특히 그 마디 수가 많은 사람은 환축추간 질환을 유발할 가능성이 높아진다고 할 수 있겠네요.

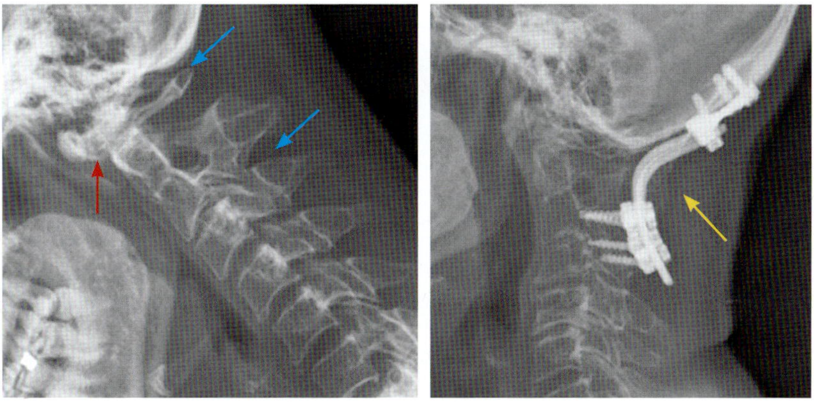

Klippel-Feil증후군 환자의 수술 전, 후 사진. 왼쪽 수술 전 사진에서 2-3-4번 경추간과 후두골-1번 경추간이 선천적으로 유합되어 있습니다(파란 화살표). 이로 인해 1-2번 경추간 불안정이 생겨 AADI가 벌어집니다(빨간 화살표). 후두골-4번 경추까지 유합술을 시행하였습니다(노란 화살표). 1-2번 경추간만 빼고는 이미 유합되어 있는 상태라서 유합 범위를 늘여도 잃을 것은 없습니다.

또한 이 질환은 흔히 동반될 수 있는 다른 이상들이 있는데요, 가장 흔한 것은 척추 측만증(60%), 척추 분리증(45%), 신장 이상(33~55%), 늑골 변형(20~30%), 농아(30~40%), 그리고 선천성 심장 기형(8~14%) 등입니다. 의심되는 증상이 있으면 빨리 발견할 수 있겠지요.

클리펠-파일 증후군을 빨리 발견해서 어떻게 관리하자는 말인가요?

이 질환이 그리 심각한 질환은 아닙니다. 실제로 목 통증이나 척수증까지 가는 환자들이 아주 많지는 않으니까요. 그래서 이 병을 빨리 발견할 필요가 있는지도 의문입니다. 하지만 증상이 있어서 병원에 온 환자에게서 발견이 된다면 다음와 같이 교육시키는 것이 좋을 것 같습니다. 첫째, 젊은 나이에 발견된 환자에게는 나이 들어 다른 사람보다 목으로 인한 신경 증상이 더 잘 발생할 수 있음을 주지시키고, 둘째, 사소한 외상에도 목에서 신경 손상을 당할 수 있음을 교육시키며, 마지막으로 관련된 증상이나 동반 이상 등이 있을 때 빨리 진단할 수 있도록 조기에 적절한 의사에게 의뢰할 수 있도록 하자는 것이지요

3. 후두-환추 유합(Atlanto-occipital assimilation)

후두 환추 유합은 무슨 병인가요?

앞 장에 나온 클리펠-파일 증후군과 유사한 병이라고 생각하시면 되겠네요. 두개골과 환추가 서로 붙어있는 상태를 말합니다. 원래 두개골과 환추 사이에서 목을 굽혔다 젖혔다 하는 움직임이 약 20도, 좌우로 기울이는 움직임이 약 10씩 생긴다고 했지요? 이 관절이 붙어버렸으니 이 움직임이 일어나지 않을 것입니다. 이 움직임은 바로 밑에 있는 환축추간 관절이 어느 정도 대신 해줘야 합니다. 부담이 더 가게 되는 것이지요. 따라서 환축추 관절에 스트레스가 집중되어 치돌기 후방 가종양증이 생길 수 있고, 이 단계를 지나 아예 환축추간 불안정이 생길 수도 있습니다.

또 하나의 문제는 막상 환축추간 불안정이 발생했을 때입니다. 이런 경우 보통 수술을 통해 1-2경추간 유합술을 해주는데, 1번의 외측괴 나사를 박기 어렵게 변형되어 있는 경우가 많습니다. 따라서, 어쩔 수 없이 두개골까지 유합 범위를 높여야 하겠지요. 두개골에 금속판을 박아서 고정하는 것입니다. 하지만 이렇게 한다고 해서 더 잃을 것은 없는 것이 이미 후두골-환추간 관절이 굳어버린 상태이기 때문입니다.

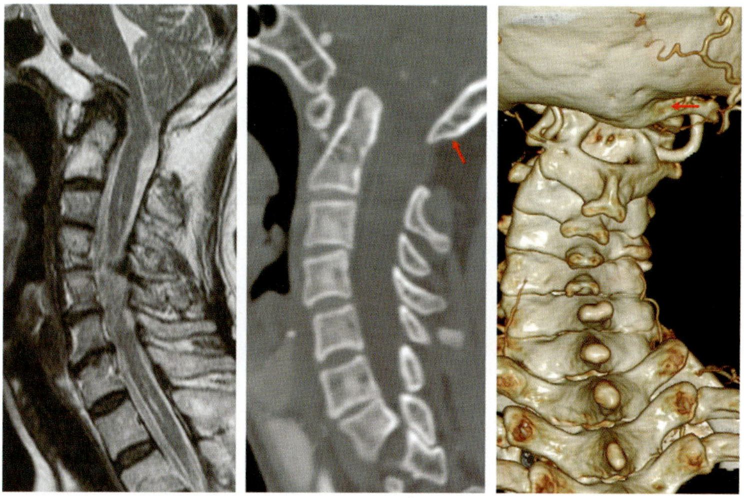

후두-환추 유합. 나뉘어져 있어야 할 후두골과 1번 경추가 서로 붙어 있습니다(빨간 화살표). 관절도 모두 붙어 있습니다. 물론 관절의 움직임도 없습니다. 여기서 일어나야 할 움직임이 더해져1-2번 경추간에서 과도한 움직임이나 불안정성이 나타날 수 있습니다.

4. 다운 증후군(Down syndrome)

다운 증후군은 어떤 병인가요?

다운 증후군은 출생 인구 660명 당 1명 꼴로 나타나는 흔한 염색체 이상입니다. 21번 상염색체가 2개가 아닌 3개 있는 상태이죠. 여러 가지 선천성 기형을 나타내는데요. 선천성 심장 기형(50%), 안과 기형(35%), 위장관 이상(13%), 갑상선 질환(8%), 백혈병(1%)이 정상 인구에 비해 호발하는 것으로 알려져 있습니다. 또한 나이가 들어가면서 류마티스성 관절염과 치매도 많이 걸린다고 하네요. 흔한 이상인만큼 주변에서 자주 보게 되죠. 우리 사회에서 함께 잘 지내고 있는 착한 이웃들입니다. 사실 그래요. 저는 직업상 다운 증후군 환자분들을 자주 보는데 그 중에 착하지 않은 분이 한 분도 없었습니다.

다운 증후군 환자들의 목에는 어떤 문제가 있나요?

그런데 이분들이 목에도 병을 가지고 있는 경우가 많아 안타깝습니다. 특히 상위 경추부에요. 전반적으로 약간씩의 이상은 있으나 여러분들이 다 아셔야 할 필요는 없고, 중요한 것은 1-2경추간에 생기는 문제입니다. 10~30%의 다운 증후군 환자분들이 굽혔다 젖히고 찍는 측면 엑스레이 사진에서 AADI가 증가되어 있습니다. 그러면 당연히 PADI와 SAC은 줄어들게 되겠지요. 성인에서 AADI가 5 mm 이상이면 비정상이라고 했지요? 이렇게 되면 PADI와 SAC이 13 mm 이하로 줄어들어 잘못하면 척수 손상이 올 수 있다고 했습니다. 그런데 Pueschel이라는 의사는 404명의 다운 증후군 환자를 관찰한 결과 이들 중 약 15%에서 AADI가 4.5 mm 이상으로 벌어진다고 밝혀냈습니다. 하지만 다행스럽게도 1/10인 1.5%에서만 증상을 보여 수술이 필요했다고 합니다. 이런 결과를 보면 다운 증후군 환자들에서는 AADI가 벌어져 보인다고 해서 반드시 신경학적 증상이 나타나지는 않는다는 것을 알 수 있습니다. 정상인과는 다르지요. 따라서 다운 증후군 환자분들의 엑스레이는 정상인의 기준보다는 그분들의 기준으로 해석해야 합니다.

다운 증후군 환자의 환축추간 불안정성은 어떻게 치료하나요?

만약 다운 증후군에서 AADI가 10 mm 이상 벌어지고 척수 압박의 증거가 있을 때 수술을 해야 된다는 것에는 대부분의 의사들이 동의합니다. 하지만 4.5~10 mm 벌어져 있으면서 신경학적 증상이 없을 때는요? 이 때에는 일반인에서와는 다르게 다이빙이나 축구와 같이 격렬한 스포츠가 아니라면 정상적인 운동을 해도 괜찮습니다. 하지만 이런 와중에도 목을 굽혔을 때 치돌기에 척수 압박이 되는 증거가 보인다면 곧 마비가 발생할 수 있을 것으로 간주하여 수술을 해주는 것이 유리합니다. 상황을 간단하게 아래와 같이 요약할 수 있습니다.

AADI 기준

〈 4.5 mm: 활동 제한 없음.

4.5 mm 〈 〈 10 mm, 신경학적으로 정상: 축구, 다이빙과 같은 고위험 운동 제한

4.5 mm 〈, 신경학적 증상

- 운동 제한
- 신경 검사
- MRI 촬영: 정상인 경우 그대로 관찰, 척수 압박 있을 경우 수술 고려

〉 10 mm: 수술적 유합

5. 류마티스성 관절염(Rheumatoid arthritis)

환축추 불안정성을 만드는 가장 흔한 병이 류마티스성 관절염이라고 들었어요. 류마티스성 관절염은 무슨 병인가요?

류마티스성 관절염은 우리 몸의 활액막을 공격하여 만성 염증을 유발하는 자가 면역 질환입니다. 비교적 흔한 질환으로서 인구의 0.5~1.5%가 앓고 있으며 남성보다 여성에게 2배 더 많습니다. 활액막이라면 보통 우리 몸의 여러 관절을 이루고 있는 활액낭 관절에 많이 분포되어 있습니다. 척추에서도 후관절이 활액낭 관절이지요. 하지만 여기 외에도 목에서는 치돌기 근처에 치돌기의 회전을 용이하게 하기 위해 활액막으로 만들어진 윤활낭이 분포하는데 여기에도 똑같이 염증이 생기는 것입니다. 따라서 류마티스성 관절염은 척추에서도 경추, 그 중에서도 치돌기 근처에 문제를 많이 일으킵니다. 류마티스성 관절염의 원인은 아직까지 명확히 밝혀져 있지 않으나 여러 요인이 작용하고 있을 것으로 생각됩니다. 일단 유전적 소인은 확실히 있고, 예전에는 반 이상이 10년 이내에 활동하기 힘들 정도로 악화된다고 하였는데 요즘은 면역 억제제 등 좋은 약물들이 많이 개

발되어 장기 예후가 많이 좋아졌습니다. 류마티스성 관절염 환자가 제 수명을 누리지 못했던 가장 큰 이유는 역시 경추에 생기는 심한 염증으로 인해, 환축추 불안정성이 생겨 급사하거나 척수 손상이 있었기 때문입니다. 만성 염증이 활액막에 생기면 주변에 있는 관절, 인대, 뼈 등을 광범위하게 망가뜨리는데 이것이 치돌기 주변에서 발생하면서 치돌기, 횡인대, 첨인대, 익인대 등을 모두 망가뜨려서 불안정성이 유발되는 것이지요. 치돌기 주변에 생기는 이러한 염증 조직을 판누스(pannus)라고 합니다. 때때로 이 판누스는 치돌기 후방으로 크게 자라서 그것 자체가 척수를 압박하는 요인이 되기도 합니다.

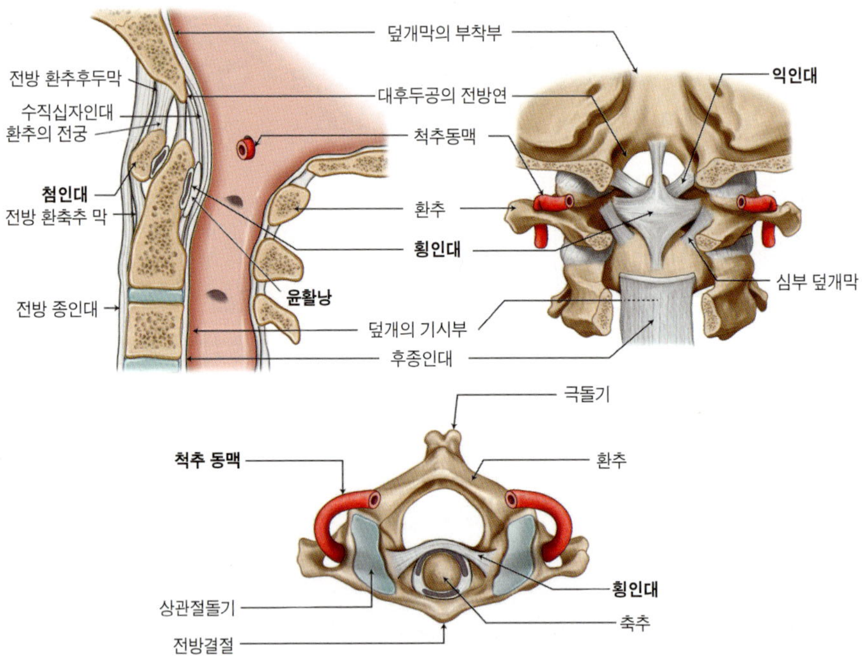

상부 경추의 시상면 그림.
치상돌기 주변에는 환추와 축추의 움직임을 원활하게 하기 위한 윤활낭이 다수 위치하는데 이것이 활액막으로 이루어져 있습니다. 따라서 류마티스 관절염에 의해 쉽게 망가질 수 있습니다.

류마티스성 관절염이 목뼈에 어떤 이상을 만드는 것인가요? 자세히 설명을 해주세요.

류마티스성 관절염은 목뼈에서 3가지 형태의 병을 주로 만듭니다. 1) 환축추간 탈구, 2) 환축추간 감입, 3) 하위 경추부 탈구가 그것들입니다. 하나씩 보겠습니다.

1) 환축추간 탈구

류마티스성 관절염이 치돌기 부위의 활액막성 윤활낭이나 관절을 침범하면서 판누스라는 염증 조직을 형성합니다. 이러한 염증 조직들이 횡인대, 익인대, 첨인대 등을 망가뜨립니다. 여기에 머리의 무게로 생기는 부하가 계속적으로 이런 인대들을 자극하면 이 인대들이 늘어나거나 끊어져버려서 환축추 불안정성이 생기는 것입니다. 매우 불안정하기 때문에 환추는 축추에 대해 앞, 뒤, 회전, 옆으로 모두 빠질 수 있으나 가장 흔한 것은 전방 탈구로서 약 반수가 그렇습니다. 이렇게 되면 앞에서 말씀드렸던 AADI는 5 mm 이상 늘어나고, PADI 는 13 mm 이하로 줄어들며, 따라서 SAC도 13 mm 이하로 줄어들면서 척수가 압박되는 현상이 나타날 것입니다. 탈구가 처음 시작될 때에는 제자리로 맞춰지기도 하는 동적인 탈구 상태이지만, 판누스가 계속 치돌기와 환추 전궁 사이에 끼어들면 나중에는 제자리에 맞춰지지 않는 고정된 탈구가 되기도 합니다.

2) 환축추간 감입

환축추간 감입은 축추가 환추에 대해 위로 이동하여, 치돌기가 숨골을 누를 수도 있는 현상이라고 말씀드렸지요? 아주 위험한 상황이지요. 류마티스성 관절염에서 이러한 현상이 왜 생기냐 하면 환추의 외측괴, 그리고 외측괴가 두개골, 축추와 이루는 관절이 염증 반응에 의해 망가지고 주저앉기 때문입니다.

환추의 두께가 얇아지는 효과이니 치돌기가 위로 상승하겠지요. 거기다가 치

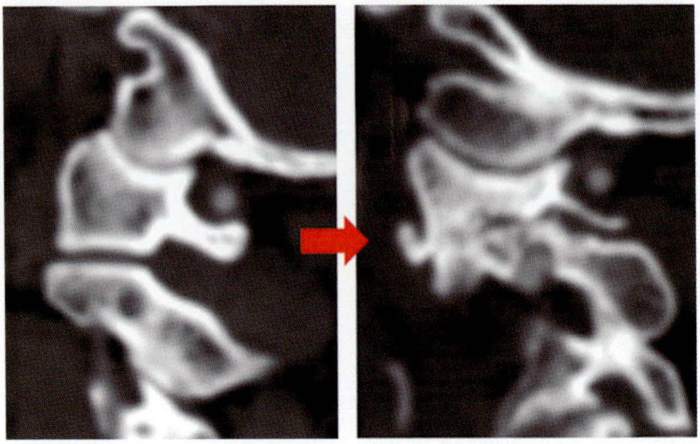

1번 경추의 외측괴가 염증에 의해 무너져 내렸습니다. 1-2번 관절도 간격이 거의 없어졌습니다. 이렇게 1번 목뼈 중심으로 키가 낮아지면 온전히 보존된 치돌기가 위로 상승하는 효과가 나타납니다.

돌기 부근에 생긴 커다란 판누스가 함께 숨골을 압박할 수도 있습니다. 숨골 압박 뿐만 아니라 제 1-2경추간 공간이 줄어들기 때문에 이 곳을 빠져나가는 2번 경추 신경근이 압박을 받을 수도 있는데 이것 때문에 뒤통수에 심한 신경통이 발생합니다. 염증 조직이 척추 동맥과 기저 동맥을 압박하면 뇌신경 핵과 소뇌에 일시적인 빈혈 현상이 발생해 여러가지 신경 증상, 뇌졸중 증상을 만들 수도 있습니다.

3) 하위 경추부 탈구

경추의 후관절도 활액막으로 이루어진 활액낭 관절이라고 말씀드렸지요? 류마티스성 관절염이 이 부위도 침범합니다. 퇴행성 경추 질환에서는 보통 디스크가 먼저 망가지는데 반하여 이 질환에서는 후관절과 그에 인접한 인대들이 심하게 망가지지요. 류마티스성 관절염을 가진 환자의 1/5~1/4에서 나타난다고 합니다. 2-3경추간, 그리고 3-4경추간을 가장 흔히 공격하고 후관절이 망가지면서 위의 목뼈가 아래 목뼈를 따라 미끄러지기 때문에 마치 계단식으로 목뼈가 빠지면서 경추 후만증이 생깁니다. 물론 이로 인한 척수증이 동반되는 것은 흔한 일이지요.

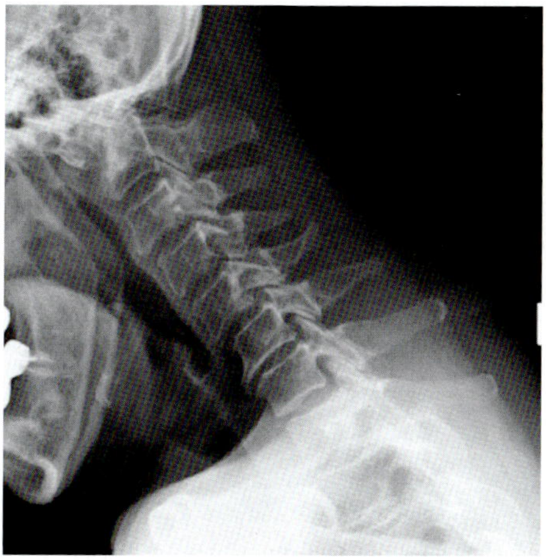

목을 굽혔을 때 3번에서 6번 경추까지 추체가 계단처럼 앞으로 빠지는 것이 보입니다. 후관절에 류마티스성 관절염이 침범하여 관절이 느슨해졌기 때문입니다.

류마티스성 관절염에 의한 목뼈 질환에서 영상의학과 검사를 시행해야 할 때는 어떤 때일까요?

류마티스성 관절염이 이렇게 목뼈를 잘 침범하고, 심각한 증상을 만든다면 환자분들은 얼마마다 한 번씩 정기적으로 목뼈를 검사해야 하는 것일까요? 여기에 대해서 전 세계 의사가 모두 동의하여 시행하는 프로토콜 같은 것은 아직 없습니다. 하지만 아래와 같은 경우는 주의를 가지고 검사를 꼭 해봐야 한다는 데에는 의견이 일치하고 있습니다.

1) 6개월 이상 지속되는 목 증상, 신경학적 증상이나 징후가 나타나는 경우,

2) 최근 2~3년간 목 엑스레이를 찍어보지 않은 환자에서 마취 등 기관내 삽관이 필요한 경우

3) 빠르게 진행하는 손과 발의 뼈 파괴

4) 빠르게 진행하는 전체적인 기능 악화

만약 이 책을 읽으시는 류마티스성 관절염 환자 분들 중 위와 같은 증상을 보이는 분들이 있다면 병원에 가셔서 목뼈 검사를 꼭 받아보시기를 바랍니다.

류마티스성 관절염 환자의 목뼈 MRI에서는 어떤 소견이 나타나나요?

류마티스성 관절염 환자의 목뼈를 검사하는 데에는 단순 방사선 엑스레이 검사, CT 검사도 필요하지만, 역시 가장 중요한 것이 MRI 검사입니다. MRI 검사는 상위 경추부의 가장 세밀한 부분을 잘 보여주기 때문입니다. 판누스가 얼마나 자라 있는지, 치돌기의 파괴는 얼마나 진행되었는지 잘 보여줍니다. 경-연수 이행각이 얼마나 꺾여 있는지 가장 잘 측정할 수 있는 것도, 또한 척수가 얼마나 눌려있는지, 환척추간 감입에서 치돌기가 숨골을 얼마나 누르는지 가장 잘 볼 수 있는 것도 역시 MRI입니다. 또한 MRI에서는 판누스의 성상도 볼 수 있는데요, 기본적으로 판누스는 염증성 조직이기 때문에 T2 강조 영상에서 하얗게, T1 강

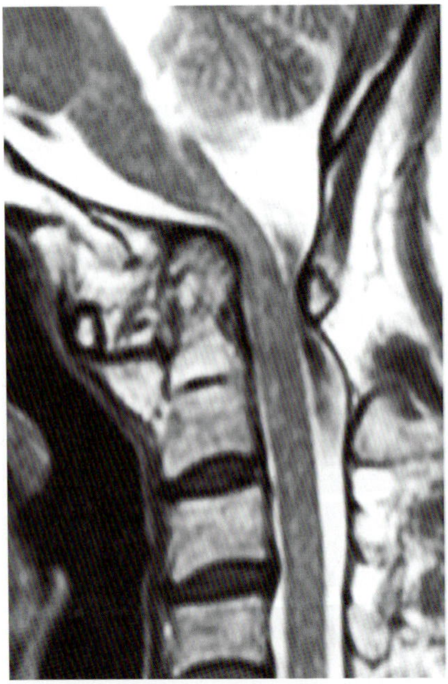

류마티스성 관절염에 의한 환축추간 감입과 전방 아탈구.

조 영상에서 까맣게, 조영 영상에서 다시 하얗게 나타납니다. 만약 이렇게 나타나지 않는다면 판누스가 아닐 가능성도 있지요. 여기에 대해서는 다음 장인 치돌기 후방 가종양증에서 자세히 말씀드리겠습니다.

류마티스성 관절염 목을 그대로 놓아두면 어떻게 되나요?

수술을 거부하거나 수술을 할 수 없었던 환자들을 지켜본 연구가 몇 개 있습니다. 대표적인 것을 말씀드리면 다음과 같습니다.

우선 치료하지 않은 탈구는 40~80%에서 방사선 검사상 진행한다고 합니다. Rana라는 의사는 41명의 환축추간 탈구 환자를 10년간 관찰하였습니다. 61%에서는 별 변화가 없었고, 27%에서는 탈구가 진행하였으며 12%에서는 오히려 탈구가 호전되었다고 합니다. 이 연구까지만 보면 마치 그냥 지켜보기만 해도 될 것 같지요? 하지만 다음 연구를 보십시오. Boden이라는 의사가 73명의 환자를 평균 7년 이상 관찰한 결과입니다. 31명의 환자는 비수술적으로 치료했는데 다행히 연구 기간 중에 별 이상이 없었습니다. 나머지 42명의 환자(58%)에서는 마비가 발생했습니다. 이 중 대부분에서는 수술을 하고, 7명의 환자만 수술을 안 하였는데 모두 연구 기간내에 사망했고, 그 중에 6명은 살아있는 동안에도 마비 증상이 점점 더 악화되었습니다. 7명 모두가 마비가 시작된 지 4년 이내에 사망하였습니다. 수술을 시행한 35명의 환자 중 25명(71%)에서 신경학적 증상이 눈에 띄게 좋아졌습니다. 의학 논문을 처음 보시는 분들은 많이 헷갈리실 것입니다. 제가 대신 해석해 드릴께요.

일단 증상 없는 사람들이 모두 잘 살았다니까 증상 없는 환자들에서는 너무 서둘러 수술을 할 필요가 없다는 말이고요. 마비 증상이 나타난 환자들이 모두 4년 이내에 죽었다고 하니, 증상이 나타났는데도 수술하지 않는다면 굉장히 불리하다는 것입니다. 그러니 마비가 생길 수 있는 환자도 수술을 해주는 것이 좋겠지요. 그럼 수술을 받으면 어떻게 되느냐? 약 70%의 환자에서는 효과가 상당하였다는 소리지요. 수술의 결과는 굉장히 긍정적입니다. 자, 이제 어떻게 치료하는 게 제일 좋을지 아시겠지요?

어떤 경우에 수술이 필요한가요?

위 연구들의 결과를 바탕으로 아래와 같은 경우 수술을 받으실 것을 강력히 추천합니다. 환축추간 불안정의 수술은 어느 정도 위험성을 내포하고 있지만 대부분의 환자들은 그대로 방치하였을 경우가 훨씬 더 위험하기 때문에 불가피하게 수술을 필요로 하는 것입니다.

1) 점점 진행하는 신경학적 증상(근력 약화, 보행 이상, 어둔해지는 손의 움직임)

2) 약물에 반응하지 않는 지속적인 목 통증

3) 곧 신경 손상이 일어날 수 있는 영상의학적 위험 요인

- 환축추간 탈구에서 PADI 14 mm 이하
- 환축추간 탈구에서 척추관 전후 직경 14 mm 이하
- 환축추간 감입에서 McGregor 선 5 mm 이상 치돌기가 올라간 경우
- 환축추간 감입이 있으면서 척수가 눌리는 경우
- 경-연수 이행각 135도 이하

이상을 결론적으로 말씀드리면 영상의학적 검사에서 척수가 눌리는 소견이 보이거나 눌릴 가능성이 높은 경우, 그리고 약물에 반응하지 않는 통증이나 신경학적 증상이 보이는 경우에는 무조건 수술을 서두르는 게 좋다는 말입니다. 방치했을 경우 결과가 너무 좋지 않기 때문이지요.

6. 치돌기 골절, 불유합(齒突起 骨折, 不愈合)

치돌기 골절(odontoid process fracture)은 얼마나 자주 발생하나요?

치돌기 골절의 빈도

전체 경추 골절의 5~15%를 차지하니까 꽤 흔하다고 할 수 있습니다. 교통사고에 연관된 경우가 70~80%이며, 최근에는 바나나 보트, 래프팅 등 수상 레저 스포츠로 인한 경우가 증가 추세입니다. 연령은 어느 연령에서나 가능하지만 40대에 호발하며 남자에서 3배 더 호발합니다. 신경 증상은 5~10%에서 동반됩니다. 이 골절은 특히 소아에서 흔하다고 할 수 있는데 사소한 외상으로도 가능하여 전체 소아 경추 골절의 75%를 차지합니다.

치돌기의 혈액 공급이 특이해서 골절이 붙지 않는 경우(불유합)가 많다고 들었는데 사실인가요?

치돌기 기저부의 혈액 공급

치돌기에는 축추 몸통의 앞쪽으로 들어가는 중심 동맥이 위로 올라가는 것 이외에 치돌기의 위쪽에서 첨 및 익인대를 통해 혈액이 공급됩니다. 결론적으로 말하면 치돌기 기저부(하부)에는 어떤 동맥으로도 혈액이 잘 공급되지 않는다는 말이지요. 따라서 이 부위가 골절이 되면 골절 치유에 필요한 충분한 영양을 공급받지 못해 뼈가 붙지 못한다는 가설이 있었습니다. 그러나 최근의 연구에 의하면 치돌기 기저부에도 풍부한 혈액 공급이 이루어진다고 하네요.

치돌기가 잘 부러지는 이유는 무엇인가요?

치돌기 골절 이유

치돌기는 환축추 관절에 안정성을 부여하는 역할을 합니다. 즉 고개를 숙일 때에는 횡인대에 부딪쳐 환추가 축추에 대해 앞으로 탈구되는 것을 방지하고, 고개를 젖힐 때에는 환추의 전궁에 부딪쳐 환추가 뒤로 탈구되는 것을 방지하죠. 또한, 환추가 회전하는 데에 중심축으로 작용하기도 하고요. 만약에 고개를 위에서 아래로 누르면서, 고개를 심하게 굽히고 젖히거나 돌리면 치돌기에는 스트레스가 집중되어 부러질 수 밖에 없을 것입니다. 전방 탈구가 후방에 비해 6~7배 많은 것을 볼 때 아마도 고개를 숙이는 스트레스가 골절의 주 요인인 것으로 생각됩니다.

치돌기가 부러지면 어떤 증상이 나타나고 또 어떻게 진단하나요?

치돌기 골절의 임상 증상 및 진단

증상은 아주 다양하게 나타납니다. 척수가 다치지 않았다면 뒤 목의 통증, 근육 경련, 운동 제한 등을 호소하겠지만 신경이 손상 받으면 제 2경추 신경근의 분지인 대후두 신경(greater occipital nerve)의 자극에 의한 뒤통수 통증으로부터 고도의 사지 마비에 이르기까지 다양하게 나타날 수 있습니다. 사망율은 3~8%로 알려져 있습니다. 동반 손상으로서 경추 골절 중에서는 환추 골절이 가장 흔히 동반됩니다. 표준적인 여섯 방향 엑스레이 외에도 입을 벌리고 정면 사진을 찍으면 치돌기가 잘 보일 수 있습니다. 물론 골절선도 잘 보이겠지요. 하지만 골절을 제일 정확히 볼 수 있는 것은 CT입니다. 앞에서 설명하였던 치돌기 부골(os odontoideum)과의 감별을 잘 해야 합니다. 감별하는 법은 앞장에서 말씀드렸습니다.

치돌기 골절은 어떤 형태로 나타나나요? 분류하는 법이 있나요?

치돌기 골절의 분류

의사들 사이에서 가장 많이 쓰이는 것이 Anderson 과 D'Alonzo라는 사람이 만든 분류법입니다. 사람의 사지뼈도 마찬가지지만 척추뼈의 골절도 이렇게 형태에 따라 분류를 하여, 분류마다 치료 방법을 달리 해 놓으면 편한 점이 많습니다. 제 1형은 치돌기 꼭대기에 작게 생긴 골절입니다. 아마도 여기 붙어 있던 익인대와 첨인대가 뼈를 물고 떨어져서 생긴 것으로 생각됩니다. 이 뼈는 아주 작아서 붙어도 그만 안 붙어도 그만입니다. 별거 아니지요. 제 2형은 치돌기와 추체와의 연결부에서 골절된 것으로 가장 흔한 형태입니다. 마치 오뚜기의 목이 부러진 것 같이 생겼지요? 하지만 잘 붙지를 않고 위험해서 악명이 높은 골절입니다. 제 3형은 추체 내에서 골절이 일어나며 일측 또는 양측의 위쪽 관절면을 침범하는 것입니다. 보기에는 제일 무시무시하지만 뼈가 잘 붙기 때문에 수술이 필요한 경우는 별로 없습니다.

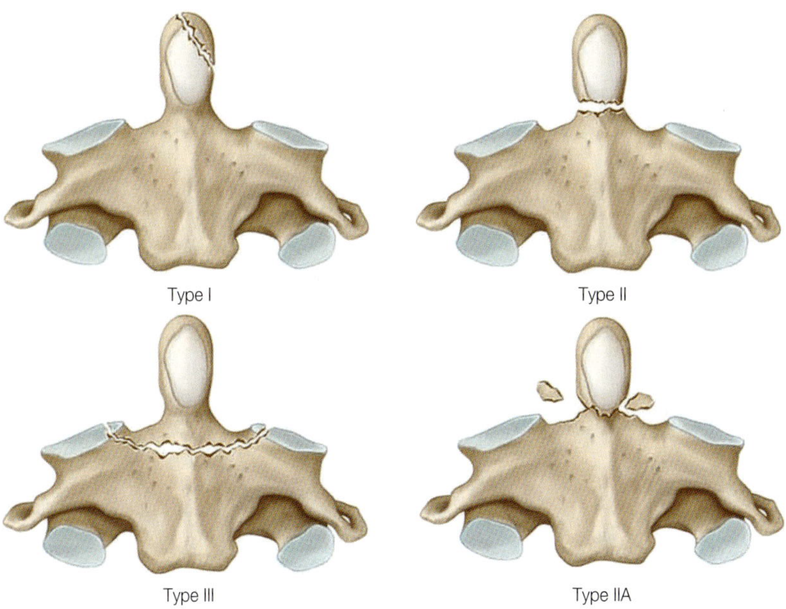

치돌기 골절의 분류.
I형: 치돌기 첨단부 골절, II형: 치돌기-추체 연결부위 골절, III형: 추체골절.

그 외에 Hadley는 제 2형 골절 중 치돌기의 전후방에 조각난 골절 조각이 존재하는 경우를 2A형으로 추가 분류하였습니다. 이렇게 생긴 경우 횡인대와 익인대의 추가적 손상이 있을 가능성이 높아, 손으로 혹은 추로 당겨서 뼈를 맞추려고 해도 만족스럽게 제 위치를 맞추기가 어렵다는 것입니다. 따라서, 조기에 수술 등 보다 적극적 치료가 필요하겠습니다.

치돌기 골절 유형에 따라 치료 방침과 예후에 차이가 있나요?

치돌기 골절의 치료와 예후

네, 그런 편리한 점이 있기 때문에 분류법이 잘 쓰이는 것입니다.

1형은 별거 아니라고 말씀드렸지요? 안 아플때까지 보조기를 착용하면 됩니다.

3형은 잘 붙는다고 하였지요? 머리를 당겨서 제 모양을 맞춘 후 할로 보조기를 채워 그대로 붙기를 기다립니다.

문제가 되는 것은 2형입니다. 잘 붙지도 않고, 그것이 나중에 합병증을 만들기 때문이지요.

머리를 당긴 후 할로 보조기를 차면 약 1/3의 환자에서 뼈가 붙지 않습니다. 뼈가 붙지 않으면 환추와 축추가 따로 놀게 되니까(환축추 불안정성) 결국 사지 마비나 급사의 위험성이 높아지겠지요? 그래서 나머지 1/3도 가능한 한 뼈를 붙여야 합니다. 그런데 엑스레이만 보아도 이 골절은 안 붙을 가능성이 높다고 예측할 수 있는 위험 인자들이 있습니다..

1) 연령이 높을 수록 (50세 이상), 2) 어긋남이 클수록(5 mm 이상), 3) 꺾어짐이 심할 수록 (10도이상), 4) 골절선이 전하방에서 후상방으로 향하는 경우, 5) 치돌기 끝이 뒤로 빠지는 경우 뼈가 안 붙을 가능성이 높다는 것입니다. 이런 경우는 할 수 없이 보조기를 채우기 보다는 조기에 수술을 해주는 것이 좋겠지요?

그렇다면 2형 치돌기 골절은 어떻게 수술하나요?

치돌기 나사못 고정술

기본적인 수술은 뼈를 다시 붙여주는 것입니다. 따라서 골절 부위의 뼈를 잘 맞춘 후, 골절부를 가로지르는 나사못을 삽입합니다. 그러면 골절부가 조여지고 단단해져서 뼈가 더 잘 아물 수 있겠지요? 이것을 치돌기 나사못 고정술이라고 합니다.

보시다시피 치돌기가 가늘기 때문에 이 부위를 통과시켜 나사못을 박는다는 것이 만만한 일은 아닙니다. 굉장히 어려운 수술 중의 하나입니다.

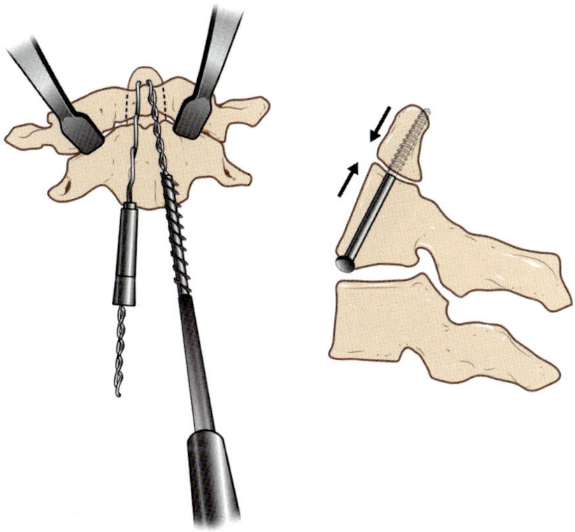

치돌기의 전방나사 고정술. 두 개의 K-강선으로 길이를 측정한 후 threaded cannulated screw를 강선 위로 삽입하여 골절 부위를 정복한다. 이때 대후두공으로 나사가 뚫고 지나가지않게 주의해야한다.

하지만 이런 수술이 불가능한 경우도 있습니다. 1) 골절선이 후상방에서 전하방으로 향한 경우에는 나사못 방향과 골절선이 평행해서 나사못 고정을 할 수 없습니다. 2) 환추 횡인대가 파열된 경우에는 치돌기가 붙더라도 불안정성이 남을 수 있기 때문에, 3) 오래된 불유합은 이 수술을 해도 안 붙을 가능성이 높기 때문에, 4) 경흉추에 후만 변형이 있는 경우는 가슴이 가려서 이 나사못 방향을 수술장에서 만들어 줄 수 없기 때문에 수술이 불가능합니다. 이러한 경우에는 어쩔 수 없이 환축추간 고정술을 시행해야 합니다. 그러면 결국 환축추간의 움직임이 없어지는 문제는 남게 되겠지요. 하지만 어쩔 수 없습니다. 움직이지만 생명을 위협하는 목뼈보다는 덜 움직이더라도 안전한 목뼈가 훨씬 더 낫기 때문입니다. 환축추간 고정술은 보통 분절간 나사못 고정술을 사용합니다.

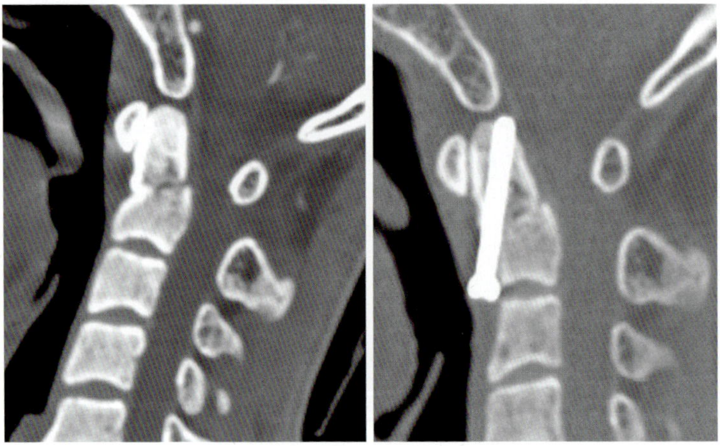

55세 남성의 2형 치돌기 골절. 50세 이상은 불유합의 가능성이 높아 나사못 고정술을 해주는 것이 좋습니다. 정확한 위치에 나사못이 삽입되어 있습니다.

2형 치돌기 골절의 합병증은 무엇인가요?

치돌기 불유합

가장 유명한 합병증이라면 역시 뼈가 붙지 않아 환축추간 불안정을 남기는 것입니다. 이러면 사소한 충격에도 척수가 눌려 최소한 사지 마비에 심하면 사망에까지 이를 수 있기 때문입니다.

불유합을 그대로 방치하면 약 3/4의 환자에서 결국 신경 증상이 나타난다고 합니다. 위험성이 높기 때문에 발견하는 즉시 수술을 통해 안정화시켜야 합니다. 수술은 환축추간 고정술입니다.

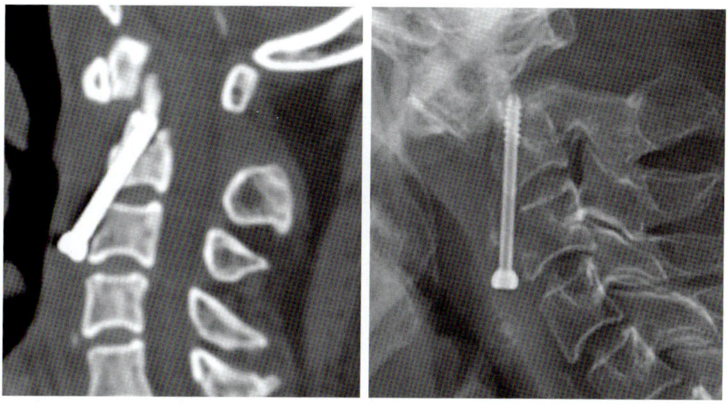

65세 남성에서 2형 치돌기 골절 후 나사못 고정술을 했습니다. 6개월 째 뼈가 붙지 않고 나사못은 밑으로 빠져있습니다. 수술을 해도 불유합이 생기는 경우가 있습니다. 환축추간 유합술이 필요하겠지요.

2형 치돌기 골절은 노인층 연령에서도 많이 발생한다고 알고 있는데 이런 환자들은 무슨 다른 문제점이 더 있나요? 어떻게 치료하는 것이 좋은가요?

노인에서의 치돌기 골절

사실 치돌기 골절은 65세 이상 노년층에서 가장 흔한 목뼈 골절이고 80대 이상이 되면 목뼈 골절의 대부분을 차지합니다. 노년층이 증가하고 있는 우리나라에서는 사회적 문제인 것이죠. 특히 노년층에서는 골다공증 등으로 인해 뼈의 질도 좋지 않을 뿐더러, 골절이 일어난 부위의 혈액 공급도 원활하지 않아 제 2형 골절인 경우 불유합이 발생할 가능성이 약 85%나 된다고 합니다. 불유합이 된다면 넘어지기 쉬운 노인들에게는 생명을 앗아갈 수도 있는 엄청난 위험 요소가 되겠지요. 약 20년 전만 하더라도 여러 가지 연구들에서 치돌기 골절을 유합시켜 준다고 해서 그것이 임상적으로 우수한 결과를 보장하는 것은 아니라는 의견이 대세이었습니다. 간단히 말하자면 수술 안 해서 병들고 죽나, 수술하다가 병 들고 죽나 차이가 별로 없었다는 말이지요. 따라서 골절이 되더라도 적극적으로 수술을 꼭 해줘야 되는 것은 아니었다는 말입니다. 하지만 최근에 나오는 연구 결과들을 보면 추세가 달라지고 있습니다. 수술을 하지 않으려고 할로 보조기를 찬 노인들에서 사망율이 42%이었다는 보고도 있고, 18명의 환자를 수술하지 않고 지켜보았더니 사망율이 33%, 심각한 합병증이 50%에서 발생했다는 보고도 있었습니다. 그렇다면 수술을 하면 이러한 사망율과 합병증을 줄일 수 있을까요? 얼마 전 시행된 대규모 연구에서 수술로 치료한 환자들이 그렇지 않은 환자들에 비해 1개월 내 사망율이 7% 대 22%로 약 3배 차이가 난다고 하였습니다. 2년 후의 사망율을 보니 38%대 51%로서 수술로 치료한 군에서 더 낮았습니다. 요즘 중요시 생각하고 있는 삶의 질도 차이가 났는데 수술로 치료한 군에서 더 우수하였습니다. 이런 것들로 판단해 보건데 노년층이라도 제 2형 치돌기 골절이 있는 경우에는 가급적 빨리 수술하고 남은 여생을 좀 더 활동적으로 지내는 것이 훨씬 더 낫다는 결론에 다다르게 되는 것이지요.

그렇다면 노년층에서는 어떤 수술을 하는 것이 좋을까요? 뼈를 유합시키기 위해 치돌기 나사못 고정을 하는 것이 좋을까요? 그렇지는 않습니다. 노년층에서는 뼈의 질도 좋지 않고, 골절부로 가는 혈액 공급도 원활하지 않기 때문에 치돌기 나사못으로 고정하더라도 여전히 불유합 가능성이 상대적으로 높습니다. 만약 불유합으로 재수술이 필요하다면 어르신들이 또 견디실 수 있을까요? 따라서 어르신들의 경우에는 조기에 환축추간 유합술을 시행하여 빨리 안정화시켜 드리는 것이 더 바람직합니다. 젊은 층과는 치료의 선택이 약간 달라지는 것이죠.

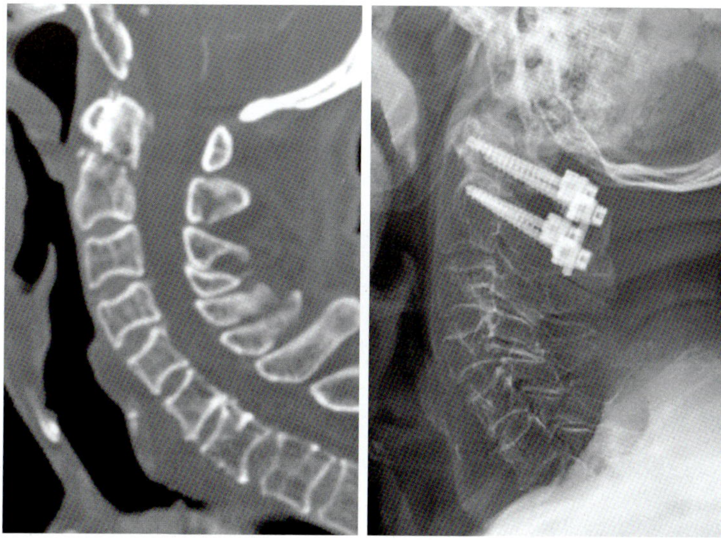

79세 남성의 2형 치돌기 골절. 조기에 1-2경추간 유합술을 시행하고 빠른 재활을 하도록 했습니다.

7. 환추 횡인대 파열(環椎 橫靭帶 破裂)

환추 횡인대 파열은 어떤 경우 당할 수 있나요?

환추 횡인대 파열의 기전

목이 과도하게 굽혀질 때 환추 횡인대가 파열될 수 있습니다. 흔히 머리 뒤통수를 가격당하여 쓰러지거나, 넘어질 때 뒤통수를 부딪쳐 발생합니다. 이렇게 되면 치돌기가 횡인대 쪽으로 충돌하게 되는데 그 에너지가 둘 중 하나를 망가뜨리게 되거든요. 치돌기 골절 아니면 횡인대 파열이지요. 만약 치돌기의 골절은 없으면서 횡인대가 파열되어 환추가 전방으로 탈구되면, 그 자체가 매우 불안정한 상태가 됩니다.

환추 횡인대 파열은 어떻게 진단하나요?

환추 횡인대 파열의 진단

고개를 굽히고 찍는 엑스레이 측면상에서 환추 전궁과 치돌기간의 간격은 성인에서 3 mm 이내가 정상이나, 이것이 5 mm 이상으로 넓어지게 됩니다. 이런 경우, 의심해서 CT와 MRI를 찍어 볼 수 있습니다. 만약 횡인대가 붙은 환추 안쪽에서 횡인대에 물려 뼈조각이 떨어진다면 이것은 인대에 의해서 당겨서 골절되는 것이므로 견열 골절이라고 합니다. 이것은 CT를 찍어보면 알 수 있습니다. 만약 횡인대 자체가 끊어졌다면 이것은 CT에서는 보이지 않고, MRI를 찍어야 나올 수 있습니다. 만약 환추가 앞으로 빠지면서, 치돌기와 환추의 후궁사이에서 척수가 눌린다면 척수 손상을 당할 수 있습니다. 척수증에서 보이는 감각이상, 근력 감퇴, 경직성 마비 등 척추 마비 증상이 나타나고, 심한 경우 외상 시 호흡근의 마비로 사망할 수도 있습니다. 이러한 정적인 척수 압박이 아니더라도, 목을 숙이면 척수가 압박되고, 뒤로 젖히면 정상 위치로 돌아오는 환자에서는 반복적인 치돌기의 척수 압박으로 동적 척수 압박에 의한 손상이 일어날 수 있습니다. 이러한 경우에는 경추부 굴곡 시 척수의 압박으로 인하여 환자가 일시적인 마비 및 호흡 곤란, 의식 불명이 발생할 수 있습니다.

환추 횡인대 파열을 받은 지 얼마 지나지 않았다면 수술 아닌 방법으로도 치료할 수 있나요?

급성 환추 횡인대 파열의 치료

만약 횡인대 자체가 인대의 중간 부위에서 늘어나거나 끊어졌다면 수술 아닌 방법으로 치유가 되기를 기대하기는 어렵습니다. 한 번 늘어나거나 끊어진 인대는 다시 원래 대로의 탄성으로 돌아올 수 없거든요. 비유를 하자면 고무줄 바지에서 고무줄이 한 번 끊기거나 늘어나면 바지가 계속 흘러내리는 것과 같다고나

할까요. 이 고무줄을 새 것으로 바꾸지 않는 한 같은 문제가 계속 발생할 수 있을 것입니다. 안타깝게도 한 번 망가진 횡인대를 새 것으로 교체하는 방법은 아직 없습니다. 따라서 할 수 없이 환축추 고정술 및 유합술을 해야 하는 것이지요.

만약 횡인대가 부착되어 있는 환추 내측부의 견열 골절이 발생했을 때는 어떻게 할까요? 이 때에는 뼈가 제자리에 다시 가서 잘 붙으면 인대의 탄성을 유지할 수 있겠지요? 따라서 할로 보조기를 채워서 골절이 치유되기를 바랄 수도 있습니다. 물론 보조기를 푼 후에는 목을 굽히고 엑스레이를 다시 찍어보아서 불안정성이 있는지 확인해야 합니다. 만약 불안정성이 있으면 마찬가지로 환축추 고정술 및 유합술을 해야 합니다.

Fielding이라는 의사는 횡인대 손상에 대해 일차적으로 외과적 수술을 해주지 않을 경우에는 주변에 같이 망가졌던 익인대나 관절막 같은 것들이 점점 늘어나서 환자가 계속적인 척수 압박의 가능성이 있음을 경고하였습니다. 결론적으로 말하자면 웬만하면 수술하는 것이 좋다는 말이지요. 수술 방법은 아직은 환축추 고정술이 가장 좋은 방법이고요.

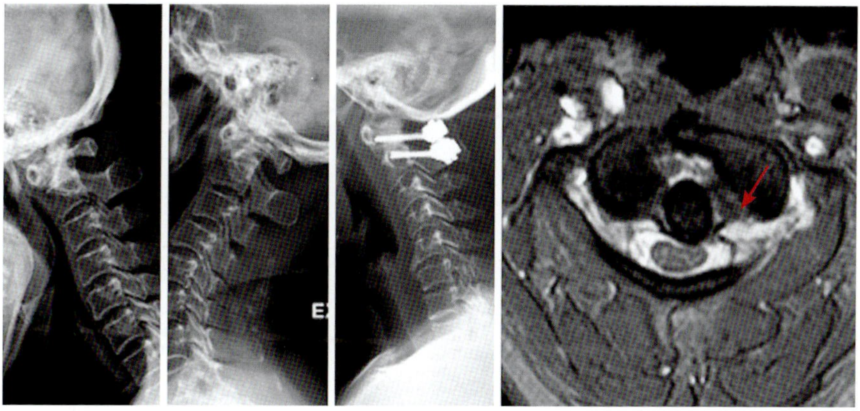

35세 남성, 횡인대 파열 환자. 굽히고 젖히는 측면 엑스레이에서 환추가 들락날락 앞으로 빠지는 것을 볼 수 있습니다. 환축추 불안정으로 어쩔 수 없이 분절간 유합술을 시행했습니다.수술 전에MRI를 찍었더니 횡인대가 끊어져 있는 것이 보입니다(화살표).

8. 환축추간 회전 아탈구(環軸椎間 回轉 亞脫臼)

환축추간 회전 아탈구라는 것은 어떤 병인가요?

환축추간 회전 아탈구의 기전

환추가 축추에 대하여 회전하면서 앞이나 뒤로 빠지는 탈구를 말합니다. 이것은 소아에서 잘 나타나기로 유명한 병이지요. 성인에서는 주로 교통사고 등 심한 외상으로 인해 머리가 회전될 경우 발생하는데 비해 소아에서는 넘어져 머리가 땅에 부딪치는 등 사소한 외상으로도 잘 발생합니다. 때때로 감기로 인해 인두 뒤쪽에 고름주머니가 잡혀 있을 때 비슷한 증상을 나타내는 경우가 있어서 감별을 요할 필요가 있습니다. 물론 MRI를 찍으면 잘 나오지만 말이지요.

환축추간 회전 아탈구의 증상은 어떻게 되나요?

환축추간 회전 아탈구의 증상

보통 환자는 머리를 움직일 수 없고, 고개가 비뚤어지며, 목의 통증, 뒤통수의 통증을 호소합니다. 아주 심한 경우 왜곡된 환축추간 구조에 의해 척추 동맥

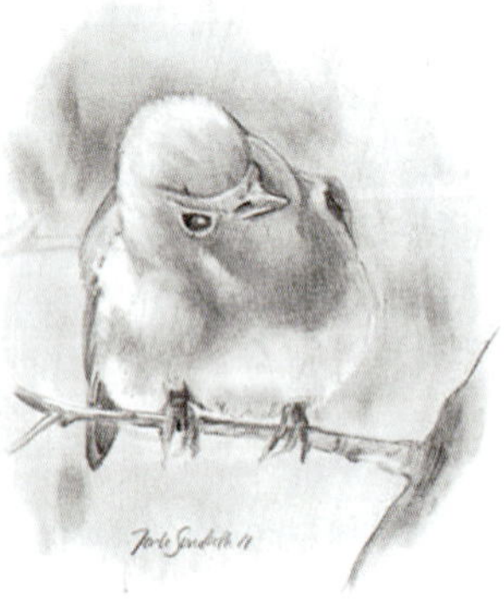

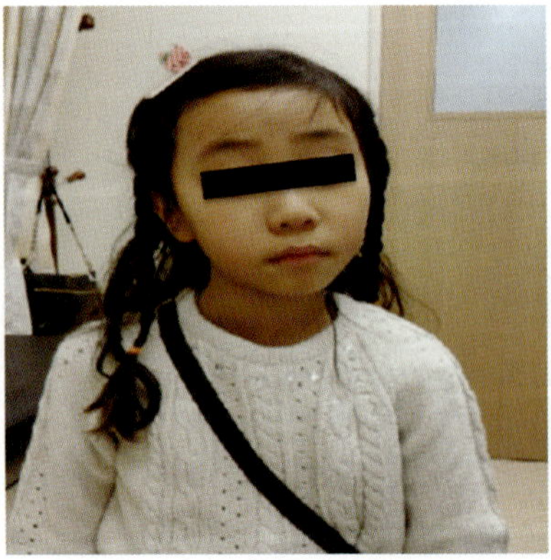

회전 아탈구 환아의 고개가 비뚤어져 있습니다. 이 모습이 마치 그림에 보이는 수컷 울새와 같다고 해서 cock-robin 변형이라 부릅니다.

이 꼬이거나 눌리면서 뇌간과 소뇌에 피가 못가게 되는 경우가 있습니다. 이로 인한 증상이 나타날 수도 있습니다. 특징적으로 고개는 한쪽 방향으로 20도 정도 기울고, 반대쪽으로 20도 돌아가며, 약간 고개를 숙인 자세를 취하게 되는데 이것이 마치 수컷 울새(cock-robin)의 모습과 비슷하다고 하여 cock-robin 변형이라 부르기도 합니다.

환축추간 회전 아탈구의 진단은 어떻게 하나요?

환축추간 회전 아탈구의 진단

입을 벌리고 찍은 정면 엑스레이에서 한 쪽의 환추 외측괴가 앞쪽, 중앙쪽으

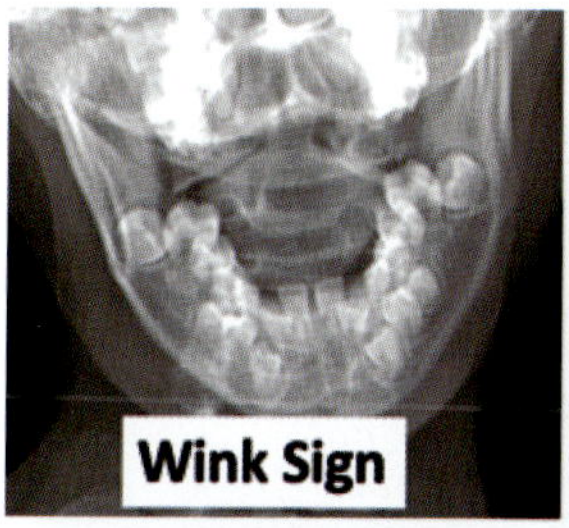

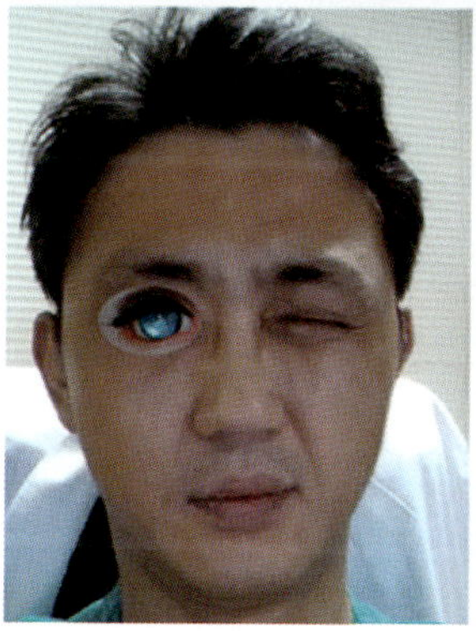

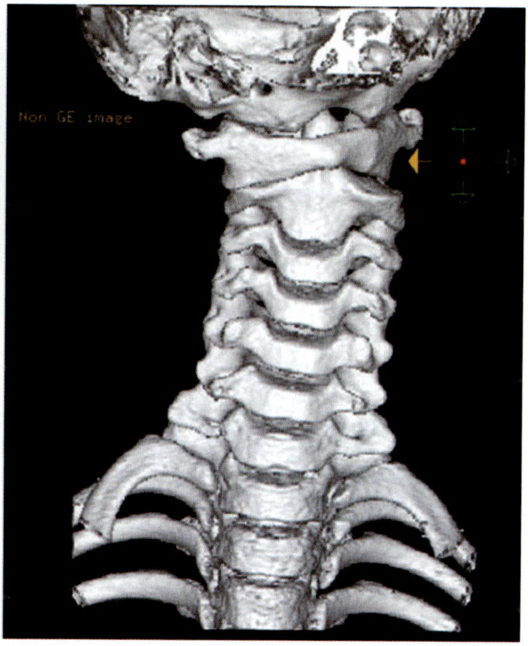

오른쪽 CT를 보시면 환추가 오른쪽은 앞으로 왼쪽은 뒤로 돌아있는 것이 보입니다. 왼쪽 위 입을 벌리고 찍은 전면 엑스레이에서 환추와 축추간의 간격이 비대칭이어서 이 모습이 마치 윙크를 하는 것 같다 하여 윙크 징후라고 합니다. 왼쪽 아래 그림과 비교해 보시면 잘 아시겠지요? 제가 뜬 눈도 작아서 구별이 잘 안되어 포토샵을 좀 하였습니다.

로 회전해서 빠지면서 양쪽 관절이 비대칭으로 보이는데 이것이 마치 윙크를 하고 있는 것 같다고 해서 '윙크 사인'이라고 불립니다. 축추의 극돌기가 한쪽으로 치우치고, 좌우로 고개를 돌리고 찍은 CT상에 비대칭 회전이 보이면 진단할 수 있습니다. 그림과 같이 CT를 3차원으로 재구성하면 회전하여 탈구된 관절이 잘 보입니다.

회전성 아탈구도 분류법이 있나요?

환축추간 회전 아탈구의 분류

Fielding과 Hawkins라는 사람들에 의해 4가지 형태로 분류되었습니다. 1형

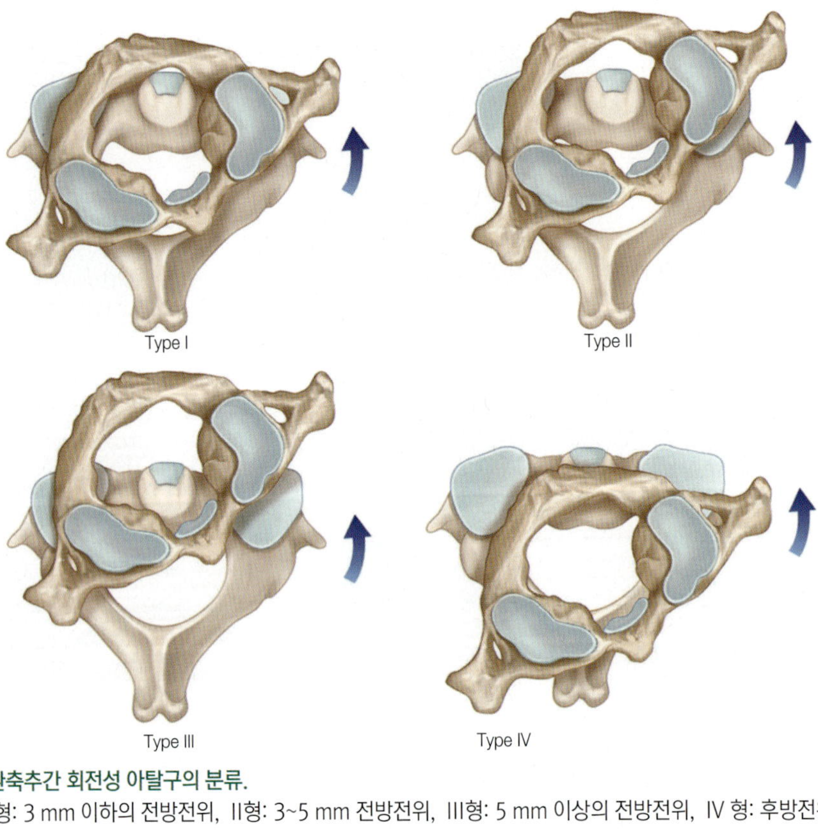

환축추간 회전성 아탈구의 분류.
I형: 3 mm 이하의 전방전위, II형: 3~5 mm 전방전위, III형: 5 mm 이상의 전방전위, IV 형: 후방전위.

은 환추가 앞으로 빠지지 않았거나 빠졌더라도 3 mm 이하인 경우로 가장 흔하며, 이 때는 횡인대나 익인대의 파열이 없을 것으로 판단합니다. 제 2형은 환추가 3~5 mm 앞으로 빠진 것으로 횡인대는 파열되었지만 익인대는 정상일 것으로 판정합니다. 만약 3형과 같이 5 mm 이상 앞으로 빠졌다면 횡인대와 익인대가 모두 파열된 것으로 판정합니다. 제 4형은 환추가 후방으로 빠진 경우입니다.

회전성 아탈구는 어떻게 치료하나요?

환축추간 회전성 아탈구의 치료

성인에서 외상 후 즉시 진단된 경우 두개골 견인을 하여 제자리에 맞춘 후 3개월간 할로 보조기를 이용하여 고정합니다.

소아에서는 회전성 아탈구 발생 1주 이내에는 연성 보조기, 진통제 복용 등의 보존적 치료를 시행하고 1주 이상 경과한 경우는 입원하여 홀터 견인(턱에 밴드를 걸고 당김)을 시행하여 제자리에 맞추고 6주간 경부 보조기를 착용합니다. 1개월이 지나도 제자리에 맞지 않는 경우는 입원하여 두개골 견인을 하고 맞춘 후 할로 보조기를 착용합니다. 수술을 해야 할 경우도 있습니다. 신경 증상이 있거나 환추가 앞으로 5 mm 이상 빠져 있는 경우, 회전성 아탈구가 3개월 이상 지속되어 정복이 되지 않거나 유지되지 않는 경우, 최소 6주 이상의 고정을 포함한 보존적 치료에도 변형이 재발하는 경우로 이때에는 수술을 통해 제자리에 맞추고 나사못으로 고정한 후 유합술을 시행합니다.

제 1형은 비교적 예후가 좋으나 제 2형은 횡인대의 파열로 불안정하기 때문에 추후에 불안정성 여부와 정도를 잘 검사해야 합니다. 제 3형과 4형은 예후가 나쁘고 생명이 위험한 경우가 많습니다.

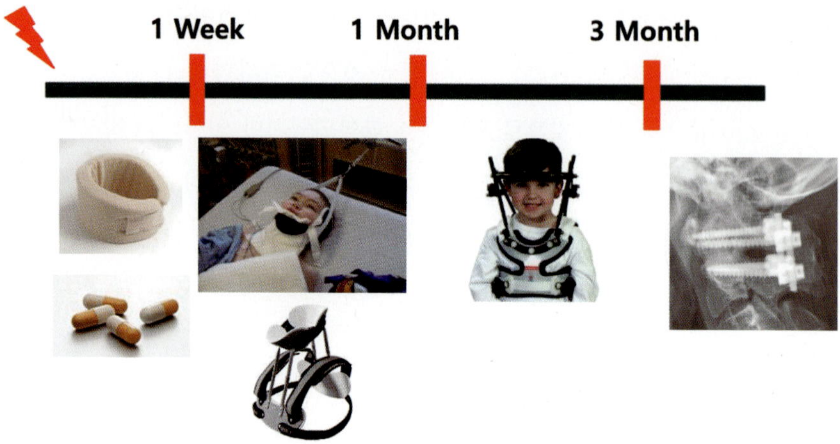

9. 치돌기 후방 가종양증(齒突起 後方 假腫瘍症)

치돌기 후방 가종양증이란 무엇인가요?

치돌기 후방 가종양증의 기전

치돌기 후방 가종양증(retro-odonotid pseudotumor)은 치돌기 후방에 연부 조직이 과대하게 자라나면서 덩어리를 형성하는 질환을 말합니다. 치돌기 후방에는 척수가 있기 때문에 결국 척수를 눌러 척수증을 일으킬 수 있습니다. 몇 가지 질환에서 나타날 수 있습니다. 가장 흔한 것은 류마티스성 관절염인데 '판누스(pannus)'라고 불리는 염증성 조직이 치돌기 후방에서 크게 자라나서 생깁니다. 보통은 환축추 불안정성과 동반되어서 나타납니다만 불안정성 없이도 형성될 수 있습니다.

환축추 불안정성 없이 생기는 치돌기 후방 가종양증도 있는데 이것은 이 부위의 과운동성(hypermobility), 가성 통풍 등 물질 침착, 혹은 디스크 돌출에서 나타납니다.

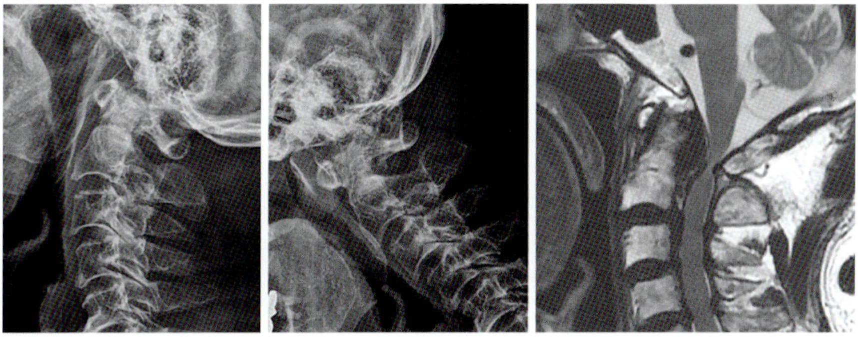

굽혔다 젖혔다 하면서 찍은 측면 엑스레이에 불안정성이 전혀 보이지 않으나 MRI상에는 커다란 가종양증이 보입니다.

1-2번 경추의 과운동성이라 함은 선천성이든 퇴행성이든 주변 관절부 즉 두개골-환추 관절이나 2-3번 경추 관절의 움직임이 줄어들면서 환-축추의 움직임이 상대적으로 늘어나는 현상을 말합니다. 그 자체가 척수 손상을 줄 정도로 불안정하지는 않기 때문에 불안정증이라고 부르지는 않는 것입니다. 또한 가성 통풍에서는 이 부위에 피로인산 칼슘이라는 물질이 쌓이면서 발생하기도 하고, 아밀로이드증이라는 병에서는 아밀로이드라는 물질이 축적되어 덩어리를 형성하기도 합니다. 2-3경추 간에서 터져나온 디스크가 위로 이동하여 치골 뒤에 커다란 종괴를 형성하는 수도 있습니다.

치돌기 후방 가종양증은 어떤 증상을 유발할 수 있나요?

치돌기 후방 가종양증의 증상

류마티스성 관절염에 의해 환축추간 불안정과 함께 발생하는 판누스에 대해서는 앞장에서 말씀드렸습니다. 앞으로는 그것을 제외하고 불안정성 없이 자라는 판누스 등 가종양증에 관해서만 말씀드리겠습니다.

치돌기 후방에 어떤 이유든, 어떤 성분이든 덩어리가 자라면 바로 뒤에 있는 숨골과 척수를 압박할 수 있습니다. 이것이 결국 급사나 사지마비 등의 신경 증상을 유발할 수 있습니다. 환축추 불안정은 없더라도 마치 불안정성과 똑같은 증상을 만들 수 있는 것이지요.

어떻게 진단하고 구별하나요?

치돌기 후방 가종양증의 진단

MRI를 찍어서 대충 성분을 구분할 수 있습니다. 현재 아주 염증이 심해서 혈관이 많이 분포되어 있는 판누스라면 T1 강조 영상에서 하얗게 보이지만 대부분은 그렇지 않겠지요? 따라서 까맣게 보일 것입니다. 자, 이제 T1 강조 영상에서 까맣게 보이는 덩어리 중 T2 강조 영상에서 하얗게 보이는 것은 무엇일까요? 그것은 염증이나 종양일 가능성이 많겠지요? 아마도 류마티스성 관절염에서 생기는 판누스 일 것입니다. 그럼 나머지 T1, T2 강조 영상에서 모두 까맣게 보이는 것들은요? 그것은 나머지 거의 모든 비류마티스 관절염성 가종양증을 의미합니다. 단단한 섬유성 조직으로 구성될 수도 있고, 피로인산 칼슘이나 아밀로이드가 고인 것일 수도, 터져 나온 디스크일 수도 있다는 말이지요.

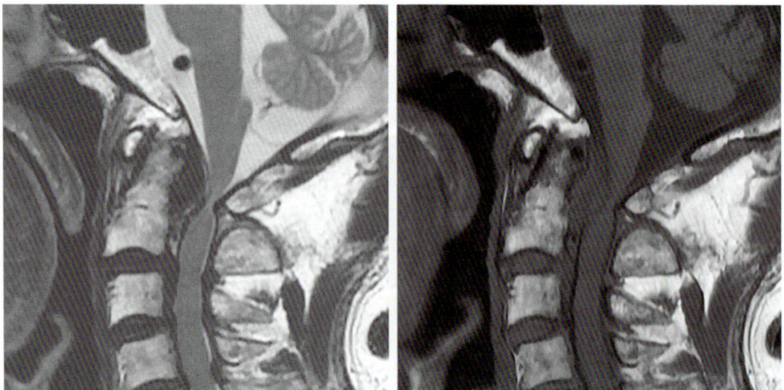

섬유성 조직에 의한 가종양증. T2 강조 영상에서 검게, T1 강조 영상에서 어둡게 보이는 것으로 보아 섬유성 조직에 의한 가종양증입니다.

우리들이 지금 관심있는 가종양증은 대부분 섬유화된 조직이나 석회같은 것으로 이루어져 있으므로 T1, T2 강조 영상에서 모두 까맣게 보일 것입니다.

판누스는요? 염증 조직이니까 T2에서 하얗게 보이겠지요?

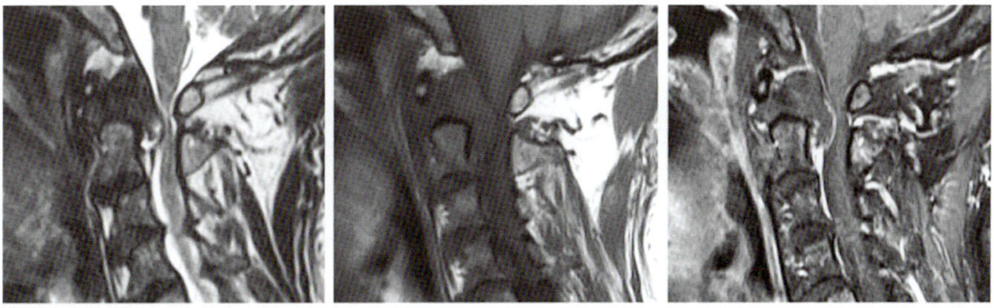

판누스에 의한 가종양증. T2 강조 영상(좌)에서 검은 색과 흰 색이 섞여 보이고, T1 강조 영상(중)에서 어두운색, T1 조영제 영상(우)에서 주변이 밝게 염색되는 것으로 보아 섬유성 조직이기 보다는 염증성 조직입니다. 판누스로 생각됩니다.

치료는 어떻게 하나요? 저절로 흡수될 수는 없나요?

치돌기 후방 가종양증의 치료 및 자연 흡수

치돌기 후방 가종양증의 치료에서 굉장히 희망적인 내용이 있습니다. 환축추간 관절을 못 움직이게 고정해 주면 가종양증 덩어리가 6개월~1년 사이에 빠르

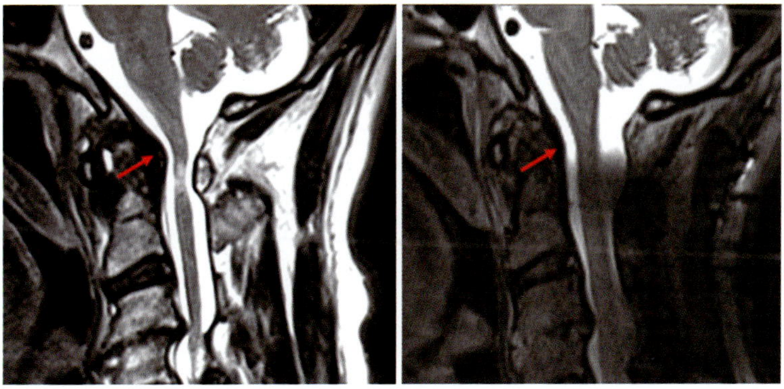

수술 전 심하던 가종양증이 유합술 1년 후 자연 흡수된 모습.

게 흡수되어 버린다는 것입니다. 다시 말해서 덩어리를 꼭 제거해주지 않아도 된다는 말이지요. 따라서 최근에는 이러한 종괴(덩어리)의 제거술을 제거하는 수술은 거의 하지 않습니다.

수술의 방법을 결정할 때 가장 중요한 것은 역시 환축추간 불안정이 있느냐 하는 것입니다. 있으면 바로 고정술을 시행하고 덩어리가 너무 크면 환추의 후궁을 절제해서 척수가 뒤로 도망갈 여유를 조금 만들어 놓습니다. 이것으로도 부족하다고 생각되면 입을 통하여 절개를 가하고 덩어리를 제거하는 경우도 있습니다만 고정술 후 빠르게 흡수될 수 있으므로 거의 시행하지는 않습니다.

만약 방사선 검사상 불안정성이 없다면 가종양증이 생기는 이유는 환축추간 과운동성, 피로인산 칼슘 등의 물질 침착, 아니면 터져나온 디스크일 것입니다. 어떠한 경우든지 입을 통한 감압술은 감염 등 합병증의 가능성이 높기 때문에 일차적으로 후방 수술을 고려합니다. 고정만 해도 좋아질 정도라면 고정술만을 시행하고, 그것보다 심하다면, 환추 후궁 절제술, 그래도 부족할 정도라면 할 수 없이 전방이나 후방 감압술을 추가로 시행합니다.

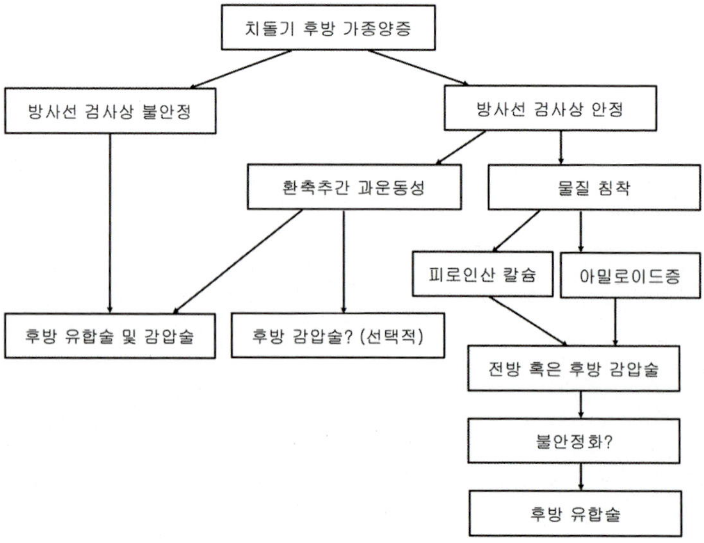

제 4장

상위 경추부 질환, 골절의 치료와 재활

환축추간 불안정의 수술적 치료는 어떨 때 필요한가요?

수술적 치료의 적응증

환축추 불안정성의 치료는 경미한 경우 정기 검진을 통해 심해지지 않는지 지켜보는 것이고 심하거나 걱정되는 경우에는 수술을 해서 위험성을 없애주는 것입니다. 어느 정도의 불안정성이 있는 경우는 지금 증상이 없다 해도 향후에 이러한 증상이 발생할 가능성이 척추의 다른 부위보다 높고, 일단 증상 발현 시에는 최소한 상하지 모든 신경의 마비증상이 발생할 수 있으며, 심한 경우에는 호흡근 마비로 인해서 사망할 수도 있기 때문에, 척추의 다른 부위에 비해서는 조기에 적극적인 수술적 치료를 하는 편입니다.

박경희 씨와 같은 류마티스성 관절염에서 수술이 필요한 경우는 다음과 같습니다.

1) 심한 상부 경부통 (뒤통수 아래 통증)

2) 2번 신경근증, 척수증 등의 신경 증상이 점점 진행

3) 임박한 신경손상의 영상의학적 위험요소가 있는 경우

1), 2)와 같이 일단 연관된 증상이 불편할 정도로 나타나 점점 심해질 때 수술하는 것은 이해가 가지만 3)과 같이 증상이 없을 때 위험할 수 있다는 것만 가지고 수술하는 것은 척추 질환의 치료에 있어서 드문 경우입니다. 그 이유는 이 질환의 예후가 극히 좋지 못해서 자칫하면 사망에까지 이를 수 있다는 것이지요.

마치 증상없는 암이 진단되었을 때 미리 수술 받는 것과 마찬가지인데요. 방치했을 때의 결과가 너무 안 좋기 때문입니다.

자, 그렇다면 류마티스성 관절염 환자분들에서는 방사선 검사상 어떤 위험요소가 발견되면 증상이 없어도 수술해야 하는지 볼까요?

1) PADI 14 mm 미만인 경우

2) 환축추간 감입시에 치돌기 상단이 McGregor선보다 5 mm 이상까지 이동한 경우

3) 환축추간 감입 시에 경-연수 이행각이 135도 이하인 경우

4) 압박된 척수의 횡단면 영상에서의 전후 직경이 6 mm 미만인 경우입니다.

축추 치돌기 부골(os odonotoideum) 환자분들은 어떨까요?

1) 전후방 불안정성이 5 mm 이상인 경우

2) 불안정성이 진행하는 경우

3) 영상 검사에서 척수 압박이 확실한 경우

4) PADI나 SAC이 14 mm 미만인 경우

5) 신경 증상이 지금은 없더라도 과거에 있었던 경우입니다.

기억하시기 힘드시죠? 하지만 결론은 쉽습니다. 예후가 아주 안 좋은 병이기 때문에 조금이라도 안 좋고 걱정되면 수술하고 안심하라는 것이지요.

환축추간 불안정의 수술에는 전방 접근과 후방 접근법이 있다고 하던데 그 차이는 무엇인가요?

전방 접근법과 후방 접근법

네, 여느 척추 수술과 마찬가지로 환축추간 불안정의 수술도 앞쪽으로 접근하

는 법과 뒤쪽으로 접근하는 법, 2가지가 있습니다. 하지만 요즘은 대체로 후방 접근법이 사용됩니다.

1-2번 경추의 위치는 입을 벌리면 보이는 목 뒤쪽입니다. 따라서 전방 접근을 하려면 입을 벌리고 입 속을 거쳐서 목 뒤에 절개를 해야 합니다. 여러분도 잘 아시다시피 우리 구강에는 균들이 많이 있지요? 이 균들이 상처에 염증을 일으키고, 이것이 다시 뼈와 척수막에 염증을 퍼뜨릴 가능성이 높아 가능하면 앞쪽으로는 수술을 안하려고 하는 것입니다. 이 밖에도 삼킴 이상, 경동맥 손상이 발생할 수 있습니다. 모두 무시무시한 합병증 들이지요.

후방 접근법은 보통 뒤통수 중하방에 만져지는 조그만 돌출부부터 밑으로 약 10 cm까지 세로로 절개를 넣습니다. 그리고 두개골의 뒷면과 환추의 후궁, 그리

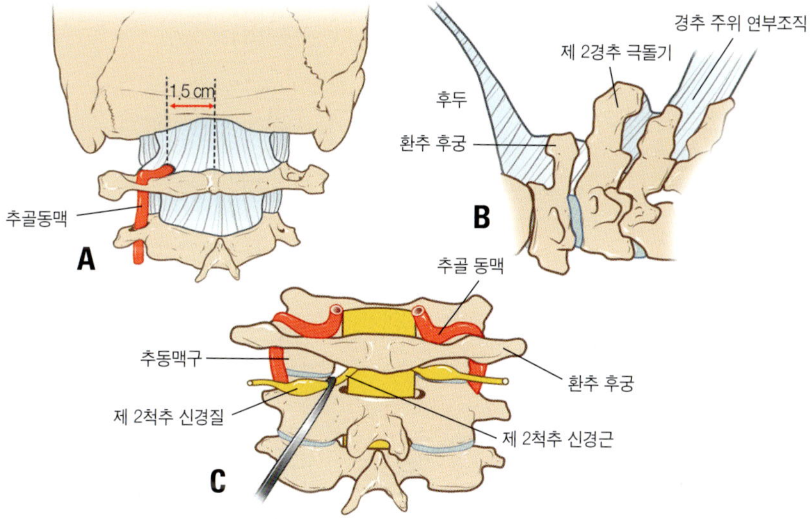

두개-척추 접합부 및 상부 경추의 후방도달법.
(A) 상부 경추를 노출시킬 때 추골 동맥에 손상이 가지 않도록 정 중앙에서 외측으로 1.5 cm 이상 박리하지 않아야 합니다. (B) 제 1경추의 후궁은 2경추의 극돌기에 비해 상당히 깊게 위치하고 있습니다. (C) 추동맥구 부위에 위치하는 제 2경추 신경절은 환추 궁의 외측 박리의 중요한 표지물로 이보다 외측으로 박리하는 것은 위험합니다.

고 축추의 후궁을 노출시킵니다. 환추 위쪽 약 1.5 cm 옆에는 양쪽 척추 동맥이 눈에 띄지 않게 지나가고 있기 때문에 조심해야 합니다. 이 부위에서는 그래도 전방보다는 위험한 구조물들을 잘 피할 수 있고 감염의 가능성도 낮아 어느 정도 안심하고 수술할 수 있습니다.

앞쪽으로 입을 통해 하는 수술은 언제 필요한가요?

경구 접근법에 의한 수술

요즈음은 후방 접근을 이용한 분절 나사 고정술이 발전하면서, 구강을 통한 수술의 필요성이 많이 줄어들고 있습니다. 저부터도 최근 수년간 전방 접근을 해 보지 않았습니다. 필요가 없어서요.

이 수술은 치돌기 뒤쪽에 아주 큰 연부조직 덩어리가 자라 있고, 후방 고정을 했는데도 사라지지 않아 척수가 계속 눌리고 있는 경우, 어쩔 수 없이 이것을 앞

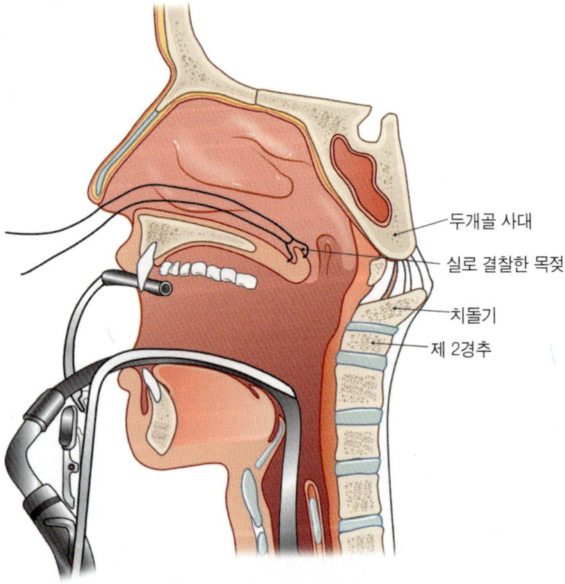

구강 도달법. 콧구멍을 통해 구강 내로 집어 넣은 카테터에 목젖을 결찰하고 위로 당겨서 시야를 확보합니다.

으로 제거하기 위해 하거나, 혹은 치상돌기 근처에 발생한 종양을 제거할 목적으로 사용합니다.

보통 입을 통하여 목젖 뒤를 세로로 절개하고 환추의 전궁과 치돌기를 노출시키고, 이 뼈들을 갈아가면서 뒤쪽에 있는 종양이나 비후 조직들을 제거하는 것입니다. 수술 부위가 한참 뒤에 있어 깊은 데다가, 바로 옆에 경동맥과 척추 동맥이 뛰고 있습니다. 치돌기의 바로 뒤는 척수이고, 입안은 각종 세균으로 뒤덮여 있으니 참으로 불안한 상황에서 수술을 하게 되는 것이지요. 그래서 잘 하지 않는 것입니다.

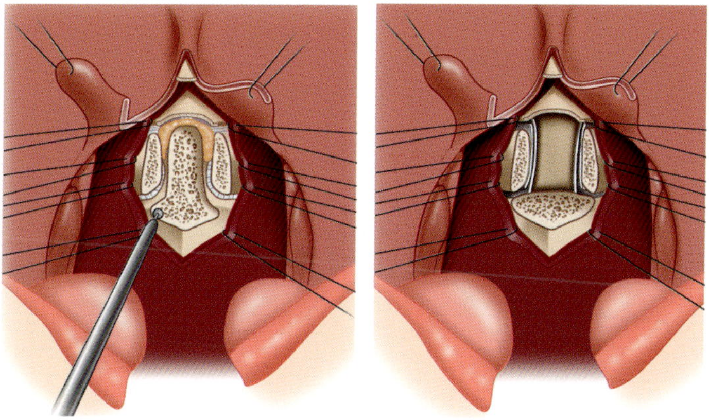

경구 감압술.

후방 수술은 보통 어떤 목적으로 하는 것입니까?

후방 환축추간 유합술

이 부위의 후방 수술은 대부분 후방 환축추간 유합술을 하는 것입니다. 즉, 1-2번 경추를 뼈 이식을 통해 통뼈 하나로 굳혀주는 수술이지요. 바른 위치에서 가능한 한 빨리 유합되는 것이 좋겠지요? 그래서 금속 기계를 사용해서 어긋난 관절들을 바로 잡아주고 단단히 고정하게 됩니다.

금속 고정술의 경우 과거에는 강선(wire, 철사)이 많이 사용되었으나 요즘은 거의 사용하지 않습니다. 근래에는 보다 강력한 나사못을 사용한 고정술이 대세라고 보시면 되겠습니다. 그래도 가끔 보조적으로 사용하니 간단히 말씀은 드리겠습니다.

강선 고정술은 어떻게 하는 것이며 장단점은 무엇이 있나요?

강선 고정술

보통 대표적인 두가지 술식이 있는데 하나는 Gallie 술식이고, 또 다른 하나는 Brooks and Jenkins 술식입니다. Gallie 술식은 뒤쪽에서 환추와 축추의 후궁에 철사를 통과시켜 조이는 방식입니다. 따라서 환추가 앞으로 빠져 있는 환자들에게서 환추를 제 위치로 보내기 쉽습니다.

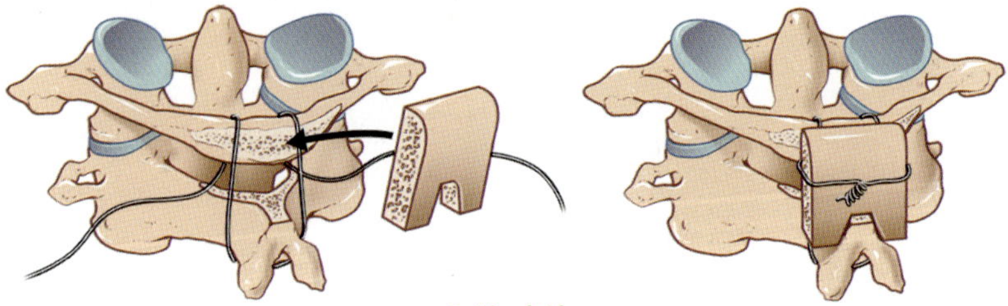

Gallie 술식.

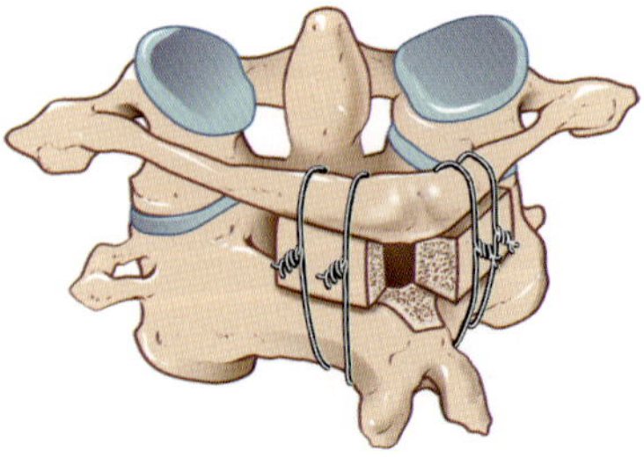

Brooks and Jenkins 술식.

Brooks and Jenkins의 방법은 환추와 축추의 후궁 사이에 뼈를 넣고 철사를 조입니다. 그러면 환추가 뒤로 따라오기 힘들게 되겠지요? 따라서 환추가 뒤로 빠져 있는 환자들에게서 환추를 제자리인 앞으로 맞춰 놓고 고정하기 유용한 방법입니다.

강선 고정술은 쉽게 할 수 있다는 장점은 있지만 1) 뼈가 안 붙을 불유합 가능성이 높고, 2) 목을 좌우로 돌리거나 굽혔다 폈다 하는 동작에 약해서 철사가 끊어지기 쉬우며, 3) 골다공증이 있는 환자들에서는 뼈가 약해 시행하기 힘들다는 점, 4) 고정력이 약하기 때문에 수술 후에 할로 보조기와 같이 거추장스러운 보조기를 착용해야 한다는 점, 5) 척수 압박이 심한 환자에서는 철사를 통과시키다가 오히려 마비를 만들 수 있다는 점, 6) 후궁이 약한 감염이나 골절, 종양 환자에게서 사용이 어렵다는 점 등 단점이 훨씬 많은 수술입니다. 따라서 요즘에는 다른 술식에 보조적으로 사용하는 이외에 단독으로는 거의 사용하지 않습니다.

경관절 나사 고정술이라는 게 있다는데 어떤 것이며 장단점은 무엇인가요?

경관절 나사 고정술

말 그대로 환추와 축추 사이의 관절을 통해 긴 나사를 삽입하여 고정하는 방법입니다. 기존에 사용하던 강선 고정술의 단점을 많이 개선해서 한동안 선풍적인 인기를 끌었습니다. 방법은 직경 4.5 mm 나사를 양쪽 축추 외측괴 아래쪽에서 비스듬히 위로 박아 환추-축추 사이 후관절을 관통하여 잡아주는 방식입니다. 강선 고정술보다 뼈를 잡아주는 힘이 훨씬 우수해서 수술 후에 할로 보조기를 착용할 필요가 없기 때문에 조기 재활이 가능합니다. 후궁에 설치하는 나사못이 아니기 때문에 후궁이 약한 골다공증, 외상, 감염, 종양 환자들에게도 시행할 수

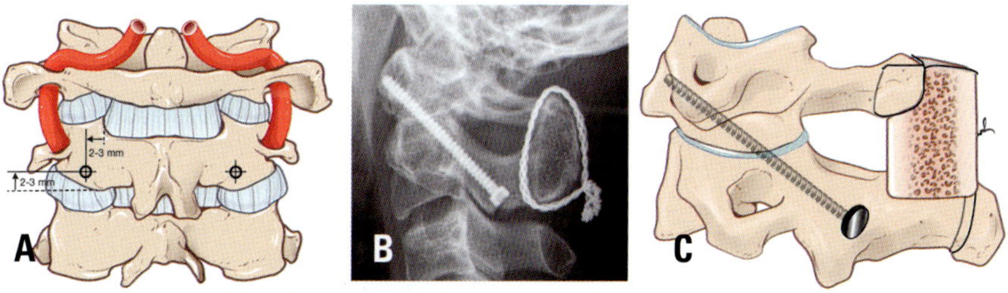

경관절 나사 고정술. (A) 나사 삽입점, (B) 수술 후 측방상.

있으며 골 유합율이 90% 이상으로 매우 높습니다.

하지만 역시 단점들도 많습니다.

탈구가 정확히 다시 제자리로 맞은 환자가 아니면 나사를 박기 어렵다는 것입니다. 만약 무리하게 나사를 삽입하다 보면 자칫 척추 동맥에 손상을 줄 수 있습니다. 그러면 대량의 출혈이 있을 수 있고 소뇌의 뇌경색이 올 수 있습니다. 나사를 삽입하는 각도가 등 표면과 예각을 이루기 때문에 비만한 환자나 후만증이 있는 환자에서는 수술이 힘들어집니다.

가장 큰 문제라고 하면 역시 척추 동맥 손상 가능성입니다. 이는 축추의 협부 모양이 특이하게 생긴 환자들에서 발생하기 쉬운데 그 중 대표적인 것이 상위 척추 동맥(high-riding vertebral artery)이라고 하는 것입니다. 상위 척추 동맥이란 축추 하부에 위치한 척추 동맥을 위한 도랑이 너무 높게 패인 경우를 말하는 것입니다. 환축 협부의 두께가 너무 얇아 4.5 mm 직경의 나사못을 박으면 틀림없이 동맥이 손상될 환자들을 말합니다. 이런 환자들에게는 처음부터 경관절 나

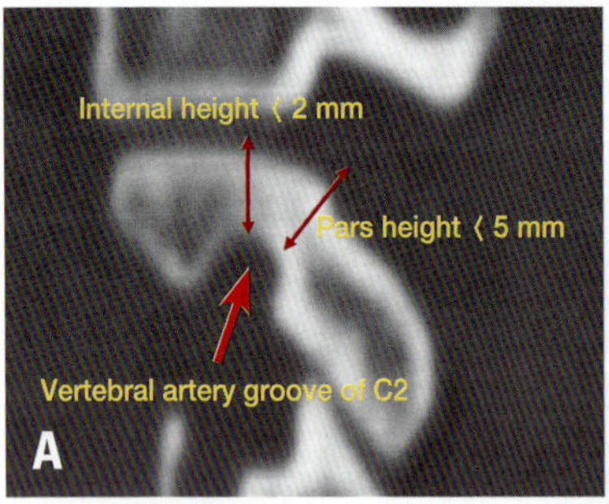

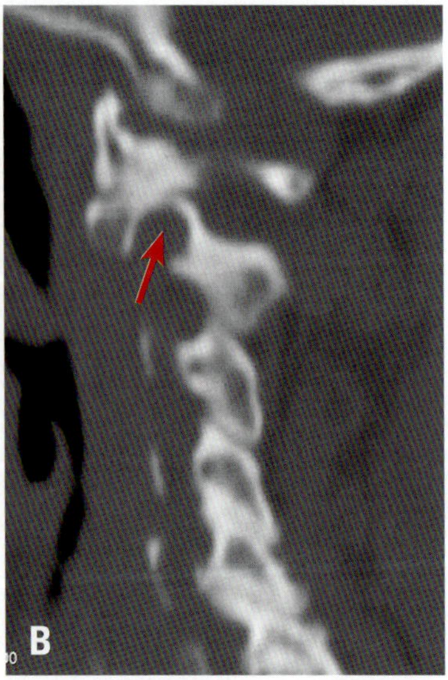

상위 척추 동맥.
(A) 그림에 표시된 두가지 높이 중 적어도 한 가지가 기준치 이하인 경우 상위 척추 동맥으로 정의합니다. (B) CT에서 상위 척추 동맥(화살표)이 관찰됩니다.

사못 사용을 포기할 수 밖에 없습니다.

요즘 많이 쓰이고 있다는 분절 나사 고정술은 무엇이고, 무슨 장점이 있는 것인지요?

환축축간 분절 나사 고정술

분절 나사 고정술은 꼭 알고 계셔야 합니다. 요즘 하는 수술의 대세이거든요. 이것은 환추와 축추에 각각 한 쌍의 나사를 삽입한 후에 이들을 강봉으로 연결하는 과정에서 환축추간 제자리를 맞출 수 있는 좋은 수술 방법입니다. 장점이 무척 많습니다. 1) 나사 삽입 전이나 삽입 과정에서 환축추간 정복을 요하지 않기 때문에 나사 삽입에만 집중할 수 있고, 2) 환추의 나사 삽입 부위를 직접 관찰하면서 나사를 삽입할 수 있고, 3) 삽입된 나사와 강봉을 연결하는 과정에서 탈구를 제자리에 맞추는 것이 보다 용이하고, 4) 보다 작은 절개를 통한 수술이 가능하고, 5) 비만이나 후만증을 가진 환자에서 수술하기도 용이하고, 6) 나사와 골조직 간의 고정이 보다 강하고, 7) 골유합률이 거의 100%에 가깝다는 것입니다. 거의 현재까지 개발된 최고의 수술 방법입니다. 저도 애용하고 있고요.

나사를 선택하는 방법은 다음 장에서 설명드리겠습니다.

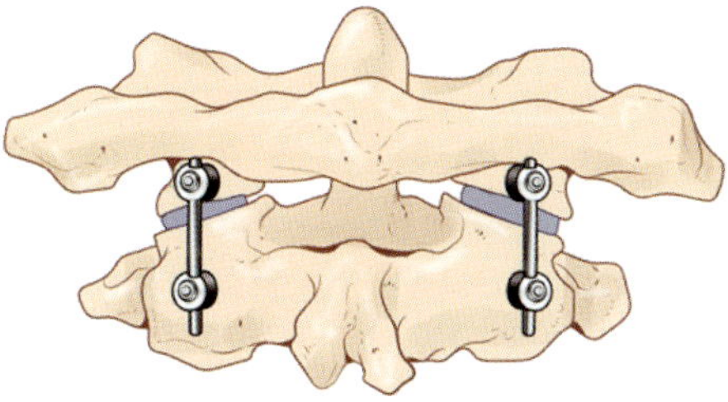

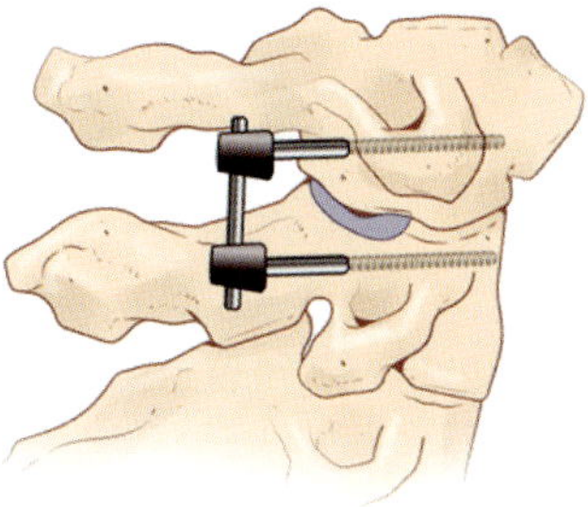

환추에 나사를 박는 방법에는 어떤 것들이 있나요?

환추의 나사 고정법

환추 나사에는 세 가지 종류가 있습니다. 첫 번째 방법은 외측괴 나사이며, 이는 후궁의 밑과 외측괴의 경계 부위에서 나사를 삽입하는 것입니다. 하지만 이 부위에는 정맥들이 많이 모여 있어서 수술 도중 피가 많이 날 수 있습니다. 피가 많이 나다 보니 잘 보이지 않아서 수술이 어려운 경우도 많고요. 또한 나사 입구의 바로 밑을 지나는 2번 경추 신경근을 누르거나 자극하여 뒤통수 통증을 만들 수 있다는 단점도 있습니다.

이를 방지하기 위해 개발된 것이 후궁 나사(posterior arch screw)입니다. 이 나사는 입구가 바로 후궁의 뒷면으로, 이는 외측괴 나사보다 윗쪽에 위치합니다. 이 방법은 제 2경추 신경근을 자극하지 않는다는 장점을 가지지만, 후궁이 너무 가는 경우에는 삽입이 불가능합니다. 기술적으로는 어렵지만, 수술 후 후두 신경통이 발생할 가능성이 적다는 장점이 있습니다. 현재 가장 많이 쓰이는 방법입니다.

만약 후궁 나사가 불가능할 경우엔 어떻게 할까요? 후궁 밑에 작은 나사가 들어갈 수 있는 작고 둥근 홈을 만들어서 거기로 나사를 박아 넣습니다. 이것을 세 번째 방법인 '홈 술식(notching technique)이라고 합니다.

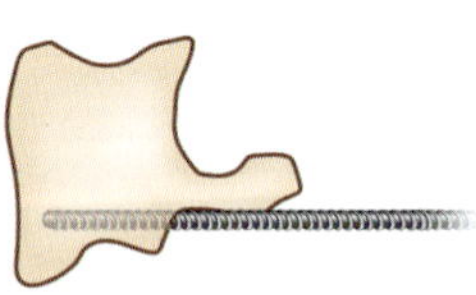

외측괴 나사.
환추 후궁 밑으로 삽입합니다.

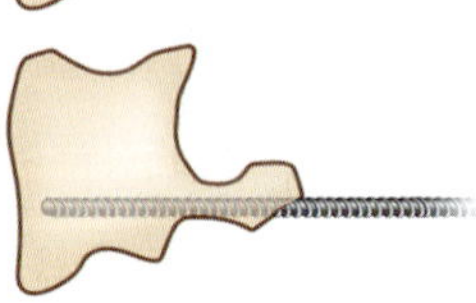

홈술식 나사.
환추 후궁이 두껍지 않아 후궁 나사를 박을 수 없는 경우 사용.
후궁 밑에 홈을 만들어 삽입합니다.

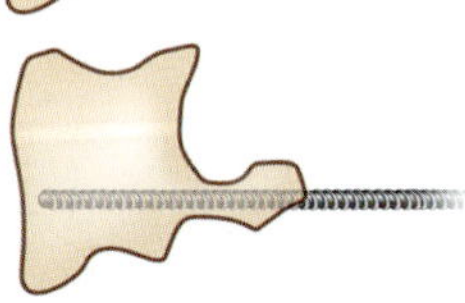

후궁 나사.
환추 후궁을 통과하도록 삽입합니다.

축추에 나사를 박는 방법에는 어떤 것들이 있나요?

축추의 나사 고정법

축추 나사에는 세 가지가 있습니다. 첫 번째 방법은 척추경 나사(pedicle screw)입니다. 축추의 척추경을 통과시켜 나사를 삽입하는 것입니다. 이 나사는 축추 나사 중에서 역학적으로 가장 강한 고정력을 제공하지만, 척추경의 좌우 폭이 작거나 상위 척추 동맥이 있는 경우에는 사용할 수 없다는 단점이 있습니다. 두 번째 방법은 추궁판 나사(laminar screw)로 추궁판 내부에 나사를 삽입하는 방법입니다. 고정력은 척추경 나사보다 약하고, 추궁판의 앞면을 뚫고 척추관 안으로 나사가 들어갈 수 있다는 위험한 단점은 있지만, 척추 동맥과 멀리 위치하기 때문에 척추 동맥 손상의 위험성을 줄일 수 있다는 장점이 있습니다. 세 번째 방법은 협부 나사(pars screw)입니다. 이는 환축추간 경관절 나사와 유사한 삽입점과 궤도를 가지되, 짧은 나사를 이용하여 축추에만 나사를 삽입하는 것입니다. 단점은 세 가지 나사 중에서 가장 약하다는 것입니다.

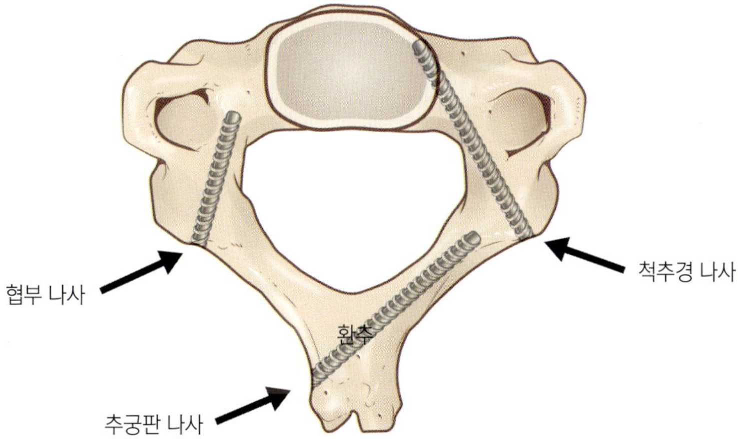

축추의 나사 고정법.

환추에 나사를 삽입하지 못하는 경우는 어떻게 하나요? 두개골에 나사를 박아야 하나요?

두개골 나사 고정이 필요한 경우

대부분의 환축추간 불안정이나 탈구는 환축추간 고정을 통해서 충분한 감압을 얻을 수 있습니다. 따라서 후두-경추간 고정술 및 유합술을 요하는 경우는 드뭅니다. 이러한 수술은 가능한 한 피하고, 환축추간 수술만을 통해서 감압과 정복을 얻기 위해 최선을 다해야 합니다. 원칙은 환축추의 문제는 환축추에 국한된 수술로 끝내자는 것입니다. 하지만 그것이 불가능할 때가 있습니다. 환축추간 정복이 불가능한 경우, 즉 환추에 나사못을 거치하기 힘든 경우에는 후두-경추

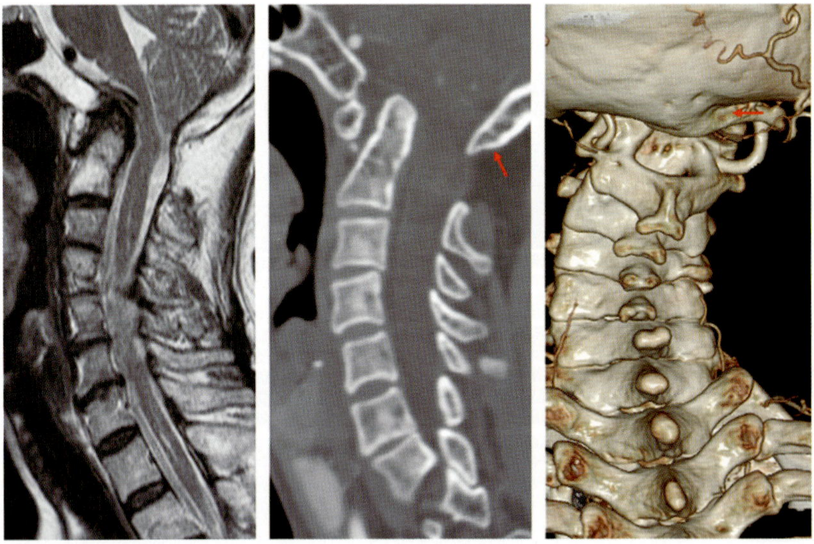

1-2경추간에서 전방으로 탈구된 환추가 보입니다. 그런데 이 환추는 뒤에서 후두골과 한 뼈로 붙어 있습니다. 환추에 나사를 박지 않는 두 가지 이유가 있습니다. 첫째, 해부학적 구조가 완전히 바뀌어 있어서 척추 동맥과 척수를 피하고 정확한 위치에 외측괴 나사를 삽입하기 어렵습니다. 둘째, 꼭 환추 나사를 박을 필요가 없습니다. 이미 두개골과 환추간의 관절 움직임이 없어졌기 때문입니다. 이런 경우에는 부담없이 유합 범위를 두개골까지 연장해도 잃을 것이 없습니다. 두개골에는 금속판을 대고 4개 이상의 나사못을 삽입하기 때문에 환추 외측괴 나사못에 비해 고정력도 더 강합니다.

간 고정술과 유합술로 범위를 연장할 수 있습니다. 이 때, 필요하다면 환추의 후궁 절제술(posterior arch resection)을 시행할 수 있습니다. 예를 들면 선천적으로 환추 후궁이 두개골에 붙어있는 선천성 후두-환추 유합(congenital atlanto-occipital assimilation)이 있는 환자에서 환축추간 불안정으로 인한 척수증이 발생한 경우에는 환축추간 유합술이 후두-환추간 유합술과 같은 결과를 낳기 때문에, 보다 쉬운 수술인 후두-환추간 유합술을 선택하는 것이 좋은 것입니다.

후두-환추간 유합으로 환추에 무리하게 나사못을 박는 것 보다는 두개골에 나사못을 이용한 금속판을 대는 것이 더 안정적입니다.

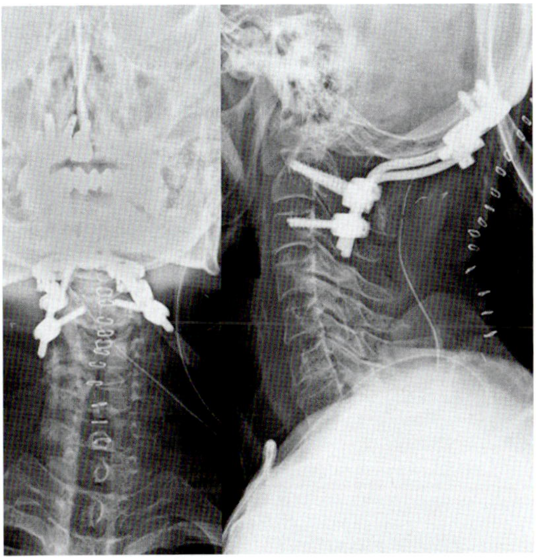

후두골(後頭骨, 두개골 뒤쪽)까지 유합할 때는 어떠한 방법을 쓰나요?

후두골 고정 방법

두개골로 유합을 연장할 때에는 흔히 금속판과 나사못을 사용합니다. 두개골 뒷부분은 편평하기 때문에 금속판을 대는 것이 가능합니다. 다만 두개골의 두께가 목뼈에 비해서는 얇아서 긴 나사못을 박아 넣기가 쉽지 않다는 게 문제이지요. 하지만 의사들은 집요하게 나사를 거치할 수 있는 부위를 찾아냈습니다. 뒤통수를 만져보면 밑에 쪽 약 1/3에 톡 튀어나온 부위가 있습니다. 여기를 외 후두 융기(external occipital protuberance; EOP)라고 합니다. 후두부의 두개골 두께는 여기서 제일 두껍습니다. 여기서부터 양쪽으로 2 cm, 아래로 2 cm까지 거꾸로 된 삼각형을 그리면 이 부위에서의 두개골 두께는 대체적으로 8 mm 이상 됩니다. 이 부위에 최소 7 mm 이상의 나사를 박아 넣는 것입니다. 두개골에는 바깥 면, 안쪽 면에 딱딱한 뼈가 있고 중간에는 약간 물렁물렁한 뼈가 있습니다. 만약 나사가 바깥쪽, 안쪽 딱딱한 뼈를 모두 물 수 있다면 고정력이 강해지겠지요? 그래서 가능하면 이 이중의 딱딱한 뼈를 나사못으로 모두 잡아주고자 합니다. 그런데 만약 나사못 길이가 7 mm가 넘으면 꼭 안쪽의 딱딱한 뼈를 잡을 필요가 없을 정도로 강하다고 합니다. 그러니까 최소 7 mm 이상 길이의 나사못을 삽입하려고 하는 것이지요. 또 아까 만져본 볼록한 뼈 부위 안쪽에는 커다란 혈관동(뼈로 이루어진 큰 혈관)이 있어서 이 부위에는 안쪽 딱딱한 뼈를 뚫지 않는

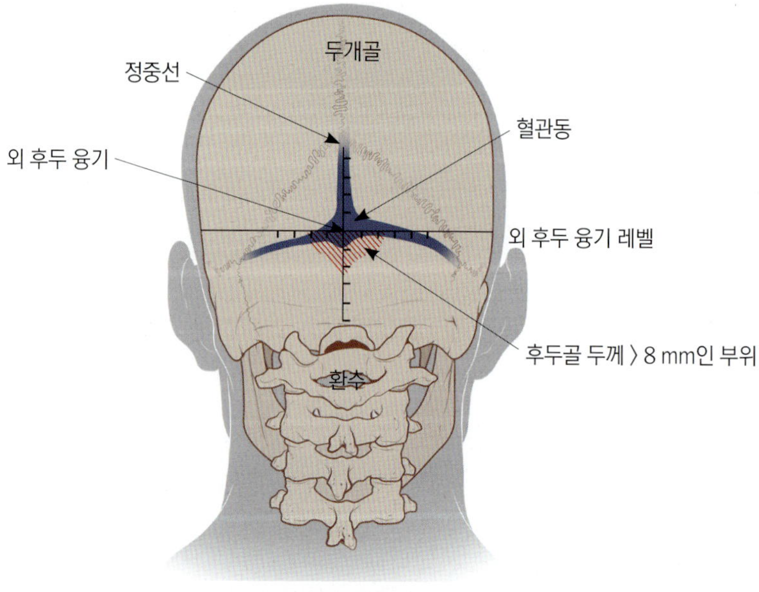

것이 좋습니다. 따라서 너무 긴 나사를 박지 않아야 하는 것입니다. 보통 4개 이상의 나사못을 이용하여 금속판을 두개골에 고정시키고 이것을 밑에서 올라 온 금속봉과 연결하여 단단히 고정합니다. 그리고 중간에 이식 뼈를 심습니다.

축추에 나사를 삽입하기 힘든 경우는 어떤 경우가 있나요?

축추 척추경 나사못 삽입이 어려운 경우의 대안

축추에 나사를 삽입하는 방법은 세 가지가 있다고 말씀드렸습니다. 첫 번째는 척추경 나사못이지요. 하지만 이 나사못을 삽입하기가 불가능한 사람들이 있습니다. 척추경의 좌우 폭이 너무 좁거나, 상하 폭이 너무 좁아(high-riding vertebral artery) 척추경 안에 3.5~4 mm 직경의 나사못을 도저히 통과시키지 못하는 경우입니다. 축추 척추경의 바깥쪽, 아래쪽에는 매우 인접하여 척추 동맥이 지나갑니다. 따라서, 척추경 나사못을 무리하게 박으려다가 이 부위를 다치면 척추 동맥에 손상을 주어 대량 출혈이나 뇌경색 같은 합병증을 만들 수 있습니다. 이렇게 척추경 나사못을 박지 못하게 된 경우 대안은 4가지가 있습니다.

1) 가장 좋은 대안은 추궁판 나사못을 대신 박는 것이지요. 고정력이 척추경 나사못 다음이라서 제법 든든합니다. 하지만 어떤 환자에서는 추궁판이 골절이나 염증, 종양으로 인해 파괴된 경우가 있습니다. 또 어떤 환자는 추궁판이 너무 얇아서 나사못을 넣기가 힘든 경우도 있습니다. 이 때는 두 번째 대안을 고려해야 합니다.

2) 두 번째는 협부 나사못입니다. 고정력이 척추경이나 추궁판 나사못의 1/2정도 되어 힘이 약하지만 어쩔 수 없는 경우에는 사용할 수 있습니다.

3) 세 번째 대안은 유합을 3번이나 4번 목뼈까지 내리는 방법입니다. 밑으로 더 이상의 마디를 고정하면 그만큼 나사못을 더 박을 수 있습니다.

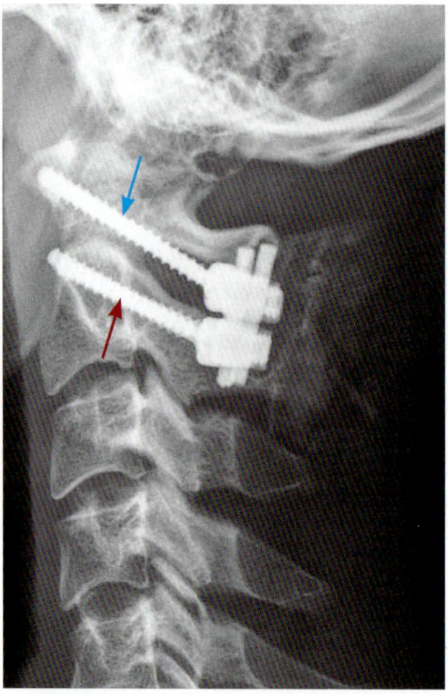

환추 측괴 나사(→)와 축추 척추경 나사(→)를 이용한 분절 나사 고정술 후 측방상.

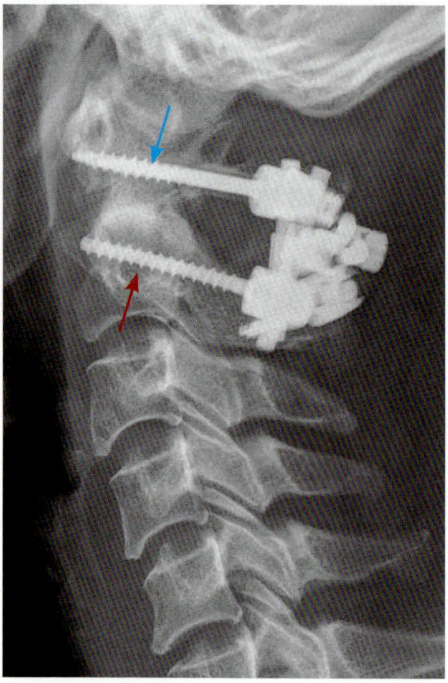

환추 후궁 나사(→)와 축추 척추경 나사(→)를 이용한 분절 나사 고정술 후 측방상.

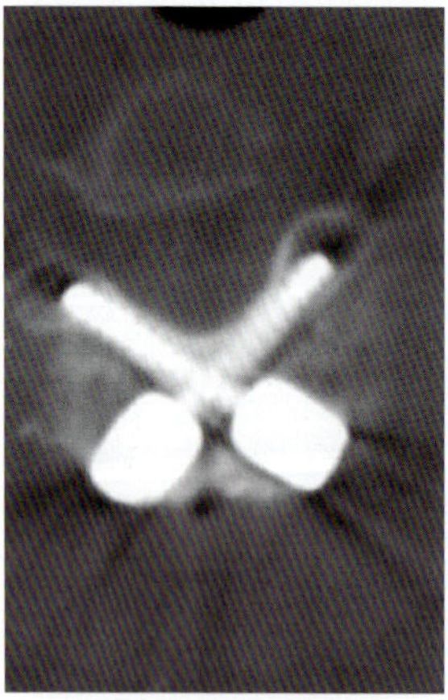

축추 추궁판 나사.

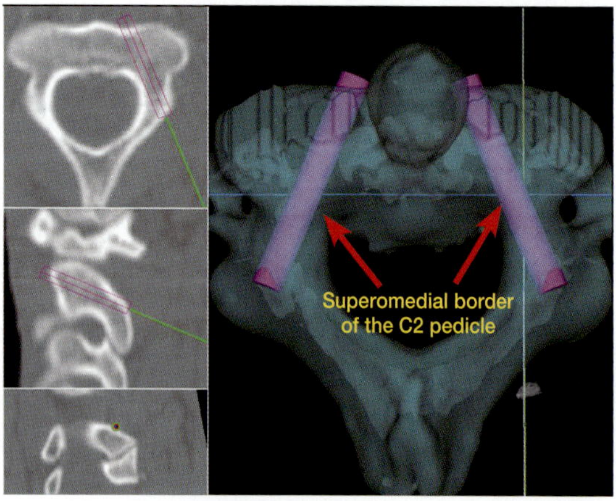

축추 척추경 나사의 궤도.

축추의 척추경 나사못과 추궁판 나사못.

4) 네 번째 대안은 저희 아산병원 팀이 개발한 방법으로 척추경 내측 벽을 뚫고 척추관의 바깥쪽에 살짝 걸치게 나사못을 박는 방법입니다. 앞장에서 말씀드린 대로 이 부위에는 척수 바깥에 여유 공간이 상당히 남아 있어 나사못이 척추관을 약간 침범하더라도 문제가 되지 않습니다. 우리 병원에서는 이러한 방법을 통해 불필요하게 나사못 고정을 밑 쪽까지 내리지 않도록 조정하고 있습니다.

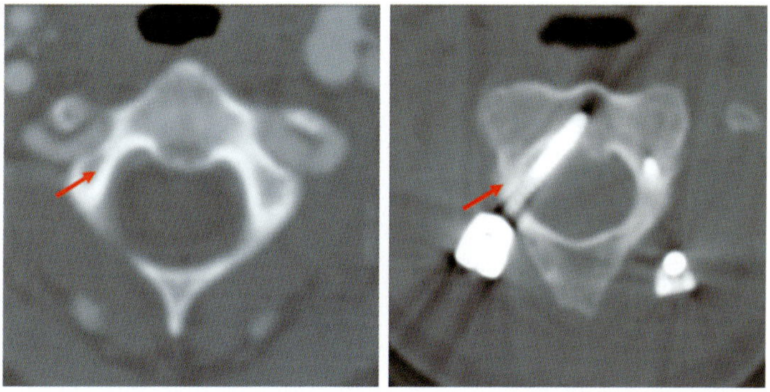

왼쪽 그림을 보시면 2번 경추의 척추경이 지나치게 좁고 바로 바깥쪽에 둥글게 지나가는 척추 동맥이 보입니다. 척추경 나사못을 박을 수 없기 때문에 여러가지 대안을 고려하거나 유합 범위를 밑으로 연장하여야 합니다. 하지만 이 부위의 상대적으로 넓은 척추관을 이용해 척추경의 내측벽을 긁으며 변형된 형태의 척추경 나사못을 삽입하였습니다. 저희 아산병원팀이 개발한 방법입니다.

1. 상위 경추부 수술의 합병증

상위 경추부 수술의 합병증에 대해서 설명해 주시겠어요? 아무래도 무서워요.

합병증의 빈도 및 종류

목뼈 수술을 받아야 한다고 하면 저부터도 겁이 많이 날 것 같습니다. 목은 아무래도 허리와 다르게 생명에 관련된 해부학적 구조물들이 많이 지나가서 본능적으로도 공포심을 많이 느끼는 부위이기도 하니까요. 하지만 막상 수술에 관련

되어 심각한 합병증이 생기는 경우는 극히 드뭅니다. 위험한 수술을 해야하는 환자들만 주로 오는 저희 병원에서 심각한 합병증의 빈도는 약 0.1% 정도였습니다. 천 명에 한 명 꼴이죠. 어떻게 보면 높고, 어떻게 보면 낮은 확률인데요. 객관적으로 생각해보면 1, 000명 수술해서 999명이 안전하다는 것이니까 별로 걱정하실 필요는 없을 것 같네요. 그런데 다시 한번 고려하셔야 할 것들이 있습니다. 수술을 받아야 할 분들은 앞으로 평생 안전하고 편안하게 지내실 수 있는 분들이 아니라는 것입니다. 이 분들은 그대로 놓아 두었을 때 더 위험한 분들이죠.

예를 한 번 들어보겠습니다. 방에 있는데 방밖에서 불이 났다고 합니다. 당장 방밖의 불을 피하려다 잘못될 확률은 1/1, 000이고, 방에 남아있으면 당장은 문제가 안되지만 시간이 지나면서 잘못될 확률이 1/10이라고 한다면 여러분은 어떻게 하시겠습니까? 지금 당장 위험하더라도 방을 빠져 나와야겠지요? 위험성의 확률이 백 배 차이가 나니까요. 목 수술도 마찬가지입니다. 지금 당장 1/1, 000의 확률로 위험한 일을 당할 수 있더라도 방치했을 때 더 위험할 수 있기 때문에 불가피하게 수술을 받는 것이 더 안전하다고 할 수 있습니다. 위험하고 불편하지 않은 분들을 수술하겠다고 하는 의사는 없을 터이니 말입니다.

수술과 관련된 합병증은 크게 세 가지로 분류합니다. 수술 중에 문제가 되는 것, 수술 후 3개월 이내에 문제가 되는 것, 3개월 이후에나 문제가 되는 것으로 말입니다. 첫 번째 것을 수술 중 합병증, 두 번째 것을 조기 합병증, 세 번째 것을 지연성 합병증이라고 합니다.

전방 수술과 관련된 합병증들에는 어떤 것들 있나요?

경구 접근을 통한 전방 수술의 합병증

1) 수술 중 합병증

세계에서 경추 연구에 관련해 가장 신뢰성이 높다는 미국 경추 연구 학회의 보고에 따르면 수술 과정 중 신경 손상이 약 1%에서 발생한다고 합니다. 100명에 한 명 꼴이니 상당히 흔한 것이죠. 하지만 손이 섬세한 우리 나라 선생님들은 이보다 더 수술을 잘하시니 걱정하지 않으셔도 됩니다. 제가 정확하게 조사해 보지는 않았으나 저와 저의 동료 의사 선생님들의 경우에는 이보다 훨씬 발생율이 낮으니까요.

환추의 전방으로 접근하다 보면 그 앞을 가리고 있는 내경동맥을 만날 수 있는데 이는 쉽게 당길 수 있습니다. 환추와 축추의 횡돌기 공을 지나는 척추 동맥이 다칠 수 있고 출혈이 많이 될 수 있습니다. 조금 무서운 것은 척추 동맥이 손상을 받아 피떡이 뭉치는 것인데 이것이 위로 올라가면 소뇌와 뇌간 등에 색전증을 일으킬 수 있습니다. 일종의 중풍이라고 할 수 있지요. 하지만 커다란 종양 제거 수술을 하지 않는 한 이런 경우는 거의 발생하지 않습니다.

수술 중 경막이 터져서 뇌척수액이 누출되는 경우가 있습니다. 뇌척수액이 누출되면 일어날 수 있는 불리한 상황은 미리 설명을 드렸습니다. 하지만 대부분 손상의 크기가 크지 않아 수술 중 바로 꼬매거나, 기타 의료 제품들로 찢어진 경막을 막아줄 수 있기 때문에 크게 걱정하실 필요는 없습니다.

이상의 설명을 보시면 상당히 위험한 합병증들이 많아 무시무시해 보일 것입니다. 하지만 그 빈도가 너무 낮고, 경험 많은 의사 선생님들이 잘 대처할 수 있기 때문에 합병증들이 무서워서 필요한 수술을 안 받겠다고 결정하시는 것은 현명한 생각이 아닙니다. 또 다시 예를 하나 들어보겠습니다. 우리가 매일같이 자동차나 버스, 지하철 등을 타고 다니는데 서울 시내에만 해도 하루에 교통사고로 돌아가시는 분들이 최소한 1~2분 씩은 되지요? 하지만 죽을까봐 이러한 교통 수단을 거부하고 걸어 다니시는 분들은 거의 없습니다. 왜냐하면 확률이 너무 희박해서 사망에 대한 두려움을 그 편리함이 가려 버리기 때문인데요. 수술도 마찬가지로 생각하시면 됩니다. 심각한 합병증이 있을 수 있으나 확률이 희박하고,

반면에 수술에 의해 얻어지는 이득이 훨씬 크다면 수술을 하는 것이 더 도움이 되기 때문에 하는 것입니다. 만약 이러한 가성비가 맞지 않는 수술이라면 환자분들이 해달라고 해도 의사 선생님들이 먼저 하지 말라고 만류할 테니까 말이지요.

2) 조기 술후 합병증

수술 후 삼킴 이상(연하 곤란, swallowing difficulty)이 나타날 수 있습니다. 아무래도 구강 뒤쪽에 절개를 가하고 수술을 하기 때문입니다. 하지만 이곳은 점막이라서 치유가 빨리 되기 때문에 오래 고생하시는 분들은 거의 없습니다.

수술 직후 발생할 수 있는 가장 위험한 합병증은 호흡 곤란입니다. 수술 후 절개부를 중심으로 피가 고이거나 혹은 연부조직이 부어 올라서 기도를 막아 생기는 현상입니다. 하지만 수술 전 환자분을 철저히 교육하여 이상한 점을 빨리 의료진에게 알려 주도록 하면 쉽게 조치할 수 있습니다. 숨을 편하게 쉬실 수 있도록 기도에 호흡용 튜브를 삽입하면 되거든요. 또한 수술 후 피가 고일 만한 위험성이 있는 환자분들은 수술 후에도 마취용 튜브를 기관에서 빼지 않고 며칠 유지해 두는 것이 안전할 때도 있습니다. 저희 병원에서는 이렇게 위험성이 있는 환자분들은 마취용 튜브를 유지한 채 중환자실에서 하루 이틀 집중 감시를 하고 있습니다.

가장 걱정되는 것은 상처부 감염입니다. 구강 내에는 온갖 균들이 많이 살고 있습니다. 수술 전 철저한 소독을 한다고 해도 일반적인 피부 절개를 하는 수술보다 감염 위험성이 높습니다. 만약 상처부에 감염이 생기면 이것이 곧 뇌척수막에 도달하여 뇌수막염을 일으킬 수 있습니다. 이러한 염증 가능성 때문에 가능한 한 구강을 통한 수술은 하지 않으려고 하는 것입니다.

수술 후 혈종이 생길 수 있다고 하는데 그것이 무엇인가요? 또 혈종이 일으키는 증상과 그 해결책은 무엇인가요?

수술 후 혈종의 증상과 치료

수술 직후, 즉 수술 당일이나 그 다음날 정도에서 있을 수 있는 가장 심각한 합병증은 수술 부위에 핏덩어리, 즉 혈종(血腫)이 고이는 것입니다. 수술하는 의사들은 수술 부위에서 보이는 출혈을 습관적으로 거의 완벽하게 지혈하고 상처부를 닫습니다. 혹시나 나중에라도 다시 출혈이 될까봐, 출혈된 피가 고이지 않도록 빼내는 진공 배액관을 상처부에 심어 놓습니다. 하지만 이렇게 주의함에도 불구하고 뒤늦은 출혈이 수술 부위에 고여 핏덩어리(혈종)를 형성하는 일이 있습니다. 이 덩어리는 마치 말랑말랑한 양성 종양처럼 주변 조직을 압박할 수 있습니다. 경추의 전방 수술시에 혈종은 뒤로 고이면 척수나 신경근을 눌러 팔, 다리의 마비를 만들 수 있고, 앞으로 고이면 기도를 밀어 호흡곤란을 일으킬 수 있습니다. 후방 수술 시에는 혈종이 신경을 압박할 수 있으나 기도를 막지는 못합니다. 만약 기도 압박에 의한 호흡 곤란이 나타난다면 환자분들은 침 삼킬 때에 목을 많이 아파하시고, 안절부절 못하시다가, 숨쉬는 것을 힘들다고 하십니다. 그 이후 본격적인 호흡곤란이 오고, 호흡이 안되어 청색증이 오는 단계를 거칩니다. 환자분의 목에서 호흡을 내쉴 때에 "쌕~, 쌕~"하는 소리가 들릴 수도 있습니다. 보통 3번째 단계 이전에 빨리 의료진에게 알려주시면 안전하게 조치할 수 있습니다.

만약 혈종이 신경을 눌러 마비가 온다면 팔이나 다리에 점점 감각이 느껴지지 않거나, 힘이 눈에 띄게 약해집니다. 팔다리가 심하게 저리다고 하시는 분도 있습니다. 이것은 보통 양쪽에서 나타나며 몇 시간 사이에 급속히 나타나는 것이 보통입니다. 혈종에 의한 신경 증상은 발생 후 약 4시간 이내에 발견하여, 수술장 내에 다시 들어가 식염수로 깨끗이 닦아내면, 후유증을 남기지 않는 것이 보통입니다. 하지만 '수술 후에 어련히 그런가 보다' 생각하고 시기를 놓치면 영원한 마비가 장애로 남을 수도 있습니다. 저희 아산병원 팀에서는 수술 전에 이러한 점을 환자와 보호자분들께 잘 교육시켜서 문제가 있을 경우 의료진에게 빨리 알려주실 것을 당부 드립니다. 의료진도 수술 후에 자주 면밀히 관찰은 하지만 문제를 가장 먼저 발견하실 수 있는 것은 환자분 본인과 가까이 있는 보호자 분들이기 때문입니다.

혈종은 예방하는 것이 최선입니다. 그래서 혈종을 막기 위한 다양한 의료 제품들이 소개되었습니다. 하지만 이러한 제품들을 사용하여 수술하시는 선생님이 아무리 철저히 지혈을 하더라도 혈종을 줄일 수는 있으나 100% 방지할 수는 없습니다. 따라서 혈종이 생겨 증상을 만들 경우, 신속한 발견과 적절한 조치가 중요합니다. 이는 의료진만으로 감당하기에는 무리라서 환자와 보호자분들이 이해하고 협조해 주시려는 노력이 상당히 중요합니다. 이것만 수술 전에 아셔도 이 책을 읽으시는 보람이 있으실 것입니다.

후방 수술의 흔한 합병증

1) 수술 중 합병증

상위 경추부 수술의 후방 접근은 구강을 통한 전방 접근에 비해 합병증 발생율이 낮은 것이 장점입니다. 따라서 후방 수술 시의 합병증은 빈도가 무시할 수 있을 정도로 낮습니다.

신경 손상이 발생할 수는 있으나 수술하는 의사가 손상을 주는 경우는 매우 드뭅니다. 하지만 조금 무서운 합병증이 하나 있습니다. 후방 감압술은 전방 감압술에 비해 눌리던 척수를 펴주는 효과가 불가피하게 넓고 클 수 있습니다. 만약 눌리고 있던 척수가 풀어지면 그 척수가 갑자기 마치 고무 풍선처럼 늘어나면서 척수 안이 붓고 피가 고이는 경우가 있습니다. 이러한 경우에는 의사가 잘못한 것이 없는데도 마비가 심해지는 경우가 있습니다. 매우 드물기는 하지만 있을 수 있는 일이라서 알고 계시는 것이 좋겠네요.

전방 감압술에서처럼 경막이 찢어지면서 뇌척수액이 누출되는 경우도 있습니다. 하지만 후방 감압술 시에는 노출되어 있는 부위가 훨씬 넓어서 찢어진 경막을 봉합하거나 기타 재료들로 막기에 더 편합니다. 훨씬 걱정이 덜하지요.

후방 고정술의 관건은 수술 부위를 복잡하게 굽이쳐 지나가는 척추 동맥을 피해서 얼마나 고정 기구들을 잘 박아 넣느냐입니다. 수술 전 시간이 대부분 척추 동맥과의 싸움이라고 해도 과언이 아닐 정도입니다. 또한 상위 경추부 질환이 있는 환자분들에게는 척추 동맥의 기형이 있는 분들이 일반분들에 비해 월등히 많습니다. 저희 아산병원 팀이 밝혀낸 연구 결과입니다. 따라서 수술 하시는 선생님들이 상당히 스트레스를 받으면서 할 수 밖에 없고, 그렇게 하더라도 척추 동맥 손상을 100% 피할 수는 없습니다. 만약 금속 기구가 척추 동맥에 닿는다면 동맥에 손상을 주어 대량의 출혈이 있을 수 있습니다. 또는 척추 동맥이 막혀 소뇌나 뇌간에 색전증이 올 수도 있습니다. 하지만 확률은 그렇게 높지 않습니다. 방치했을 경우 워낙에 위험한 병들이기 때문에 이러한 합병증 가능성이 있더라도 수술을 안 할 수는 없습니다.

2) 조기 합병증

목의 강직, 즉 움직임의 제한이 발생합니다. 보통 환축추간을 유합하기 때문에 이 관절에서 만들어지는 좌우 회전 80도, 굽혔다 젖혔다 하는 동작 15도가 사라지게 됩니다. 목이 상당히 뻣뻣하게 느껴 질 수도 있습니다. 하지만 사지 마비를 방지하고, 생명을 구하기 위한 것이니 약간의 불편은 감수하셔야겠습니다.

나사못을 박기 위해 2번 경추 신경근을 이리저리 당기면서 수술하다 보니 수술 후 몇 주간 뒤통수에 신경통을 호소하는 분들도 있습니다. 하지만 약물 치료 및 시간이 경과할수록 호전되니 크게 걱정하지 않으셔도 됩니다.

수술 중 잘 삽입된 것처럼 보이는 나사못도 막상 수술 후 검사를 해보면 불만족스러운 위치에 있는 경우가 있습니다. 물론 수술한 선생님도 심사숙고하시겠지만 이러한 경우에 다시 삽입하는 것이 환자분에게 더 유리하다고 판단되면 재수술을 할 수 있습니다. 워낙 조그만 뼈에, 보이지 않는 곳을 가늠하고, 가능한 한 큰 나사못을 박는 것이다 보니 만족스러운 위치에 도달하지 못하는 경우도 종종 있습니다.

수술 후 감염이 될 수도 있으나 역시 허리 수술에 비해 그 빈도가 매우 낮습니다. 이것도 별로 걱정하실 필요는 없겠네요.

3) 지연성 합병증

골 유합이 되지 않는 분들이 있습니다. 지금까지 알려진 원인 중에서 가장 확실한 것은 흡연인데요, 흡연하시는 분들은 골유합에 필요한 혈관들이 유합 부위로 자라들어가는 것에 지장이 많습니다. 따라서 수술 전후에는 꼭 금연을 하셔야 합니다. 후방 유합술은 전방에 비해 유합율이 월등히 높습니다. 어떤 의사들은 분절간 나사못 고정술의 유합율을 100%로 보고하기도 합니다. 하지만 사람이 사람을 수술하는 데 있어서 100%라는 확률은 있을 수 없습니다. 저도 지금까지 100예가 넘는 상위 경추부 수술을 하였지만 유합에 실패한 경우가 1예 있었습니다. 물론 이러한 경우에는 재수술이 필요합니다.

수술 부위를 아무리 정성스럽게 다듬고, 이식 뼈를 잔뜩 쏟아붓는다 해도 막상 치유가 되면서 이식뼈가 모두 녹아 사라지는 경우도 있습니다. 미리 예측할 수 없는 일이기 때문에 사전 대처는 불가능 합니다. 의사가 최선을 다해도 결과가 만족스럽지 못한 경우도 있습니다.

2. 상위 경추부 수술에 쓰이는 삽입물들

수술 시 삽입하는 금속판이나 금속 나사못은 무엇인가요?
무엇으로 만들어졌나요?
금속판이나 금속 나사못은 몇 개나 삽입하는 건가요?
많이 넣어도 괜찮은 건가요?

금속 삽입물의 재질과 삽입 개수

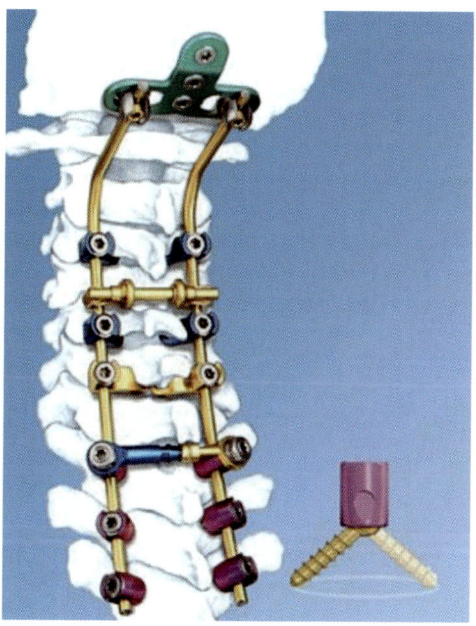

그림은 두개골-환추-축추 수술시에 사용하는 나사못 고정 시스템 중 하나입니다. 모든 시스템이 이것과 유사합니다. 일반인들은 보셔도 차이를 느끼지 못하실 것입니다. 두개골에 설치하는 금속판과 나사못, 환추, 축추 및 하위 경추부에 삽입할 수 있는 나사못과 그것을 서로 연결하는 금속봉으로 이루어져 있는 시스템입니다. 두개골에 박는 나사는 4.0~4.5 mm 직경에 길이가 6~16 mm까지 준비되어 있습니다. 금속판의 두께는 3.0~3.5 mm이고 나사를 통과시킬 수 있는 구멍이 4~8개까지 뚫려 있습니다. 두개골에는 보통 4개 이상의 나사못을 삽입합니다. 환추, 축추, 하위 경추에 박는 나사못들의 직경은 3.5~4.0 mm, 길이는 6~24 mm까지 다양합니다. 이들을 연결시켜주는 금속봉의 직경은 3.5~4.0 mm

입니다. 이들은 모두 타이타늄 합금으로 만들어졌습니다. 네, 비행기 몸체 만들 때 쓰는 금속으로 알려져 있지요? 금속 중에서 우리 몸의 뼈와 가장 유사한 기계적 성질을 가지고 있어서, 경추 수술이 아니고라도, 여러 가지 수술에서 인체에 사용되는 금속 삽입물의 대부분을 차지하고 있습니다. 보통 한 마디당 양쪽으로 한 개씩을 박습니다. 만약 1-2번 경추를 고정한다면 나사가 몇 개 들어갈까요? 네, 그렇습니다. 척추 당 한 쌍씩이니까 4개 들어가고 이것을 위아래로 연결해주는 금속봉이 한 쌍 들어갈 것입니다. 쉽지요? 참, 때로는 좌우의 금속봉을 서로 연결해주는 작은 금속판이나 금속봉을 한두 개 더 넣어 보강하기도 합니다.

수술 시 삽입한 금속판이나 금속 나사못의 역할은 무엇인가요? 나중에 뽑는 것인가요? 인체에 남아 있어서 해로운 점은 없나요?

환자분들이 흔히 오해하시는 것 중에 하나가 금속 삽입물을 삽입하면 그것이 평생 기능을 하는 것으로 아시는 것입니다. 사실 유합술을 위해 사용하는 금속 삽입물들은 유합 수술시 심어놓은 뼈가 잘 아물어서 통뼈를 이룰 때까지 흔들리지 않도록 고정시켜 놓는 역할을 합니다. 만약 뼈가 모두 붙고 나면 금속 삽입물은 더 이상 역할을 하지 않는 것이지요. 만약 이렇다면 그것들을 뽑아도 상관은 없습니다. 하지만 뽑는 수술 자체가 목을 둘러싸고 있는 근육과 인대, 그리고 뼈 조직을 조금이라도 더 망가뜨릴 여지가 있기 때문에 가급적 필요하지 않는 한 그대로 지니고 계시도록 권유합니다. 어떤 환자분들은 나사못의 머리라든지, 금속봉의 말단이 두드러져 불편을 호소하시는 분들도 있습니다. 이러한 경우에는 제거술이 필요할 수 있습니다. 하지만 나사못이 있어서 목이 더 아프다거나 하는 일은 없기 때문에 그런 이유로 제거술을 시행하면 얻는 것 보다 잃는 것이 더 많습니다.

타이타늄은 앞서 말씀드렸다시피 뼈의 기계적 강도와 가장 유사하면서 인체

내에서의 안정성도 있는 금속입니다. 지금까지 지구상에서 수많은 분들이 타이타늄을 몸안에 지니고 살아왔고, 또 살고 계시지만 이것이 인체에 심각하게 해로운 부작용을 일으켰다는 보고는 매우 드뭅니다. 안심하셔도 좋습니다.

금속 삽입물이 들어 있으면 공항 검색대 통과할 때 문제가 되지 않아요? 어떻게 해야 하나요?

금속 삽입물을 몸안에 가지고 계시면 공항 검색대 통과시 금속 탐지기에 탐지될 것입니다. 하지만 노출이 되어 있는 데다가, 상대적으로 얇은 부위인 목에 위험한 금속 부품을 가지고 있을 가능성은 적으므로 통과시켜주는 것이 일반적입니다. 또한 수술을 받았다고 하면 그에 일치하는 수술 흉터도 보여줄 수 있기 때문입니다. 만약 까다로운 공항 직원이 걱정되신다면 수술하신 병원에서 영문 진단서 한 통을 끊어 보관하고 계셔도 좋습니다.

수술 후에 외래에서 삽입했던 금속판이나 금속 나사못이 부러지고 튀어 나왔다고 하는데 그것은 무슨 의미인가요? 다시 뽑는 수술을 해야 하는 건가요?

앞서 설명드린 대로 금속 삽입물의 역할은 심어놓은 뼈가 단단히 유합될 때까지 뼈와 뼈 사이를 고정시켜주는 것입니다. 만약 유합이 예상보다 늦게 이루어지거나, 이루어지지 않는다면 금속 기계는 계속적인 물리적 스트레스에 놓이게 됩니다. 살아있는 사람 몸은 그렇지 않지만 금속은 계속적인 스트레스를 받으면 결국 느슨해지거나 부러지게 되어있습니다. 따라서 금속판이나 나사못이 부러지고 튀어나왔다면 순탄한 유합 과정을 거치지 못했다는 증거가 됩니다. 하지만 너무 실망하실 필요는 없습니다. 과정이 순탄하지 못하더라도 결국 유합이 되는 분들이 많으며, 유합이 되지 않더라도 별 증상이 없는 분들도 많기 때문입니다. 이러한 분들에게 있어서 너무 심하게 튀어나온 부품만 아니라면 그대로 가지고 계서도 별 문제는 되지 않습니다.

극히 일부에서 뼈가 계속 유합되지 않고 금속 삽입물이 튀어나오거나 느슨해져, 목의 통증이나 신경증상, 피부 증상들을 일으키는 경우가 있는데 이때는 삽입물을 제거하거나 다시 보강하는 수술이 필요할 수 있습니다.

수술 후 재활은 어떻게 하나요?

수술 후의 재활은 부위와 목적에 따라 몇 가지로 나뉠 수 있습니다.

1) 목의 유연성 회복

목에 통증을 느껴 잘 못 움직이거나 수술 후에 수 주간 보조기를 착용하고 있는 경우 목의 관절들이 굳어 유연성이 감소하게 됩니다. 즉, 움직이는 범위가 줄어들게 된다는 것입니다. 이것을 다시 회복시키기 위해서는 부록에 나와 있는 유연성을 강화하기 위한 운동을 열심히 해주셔야 합니다. 보통 유합 수술 후, 유합되지 않은 부위의 유연성을 다시 살리기 위해 필요합니다.

2) 목의 유연성 회복과 근력 강화

역시 목의 통증을 느껴 잘 못 움직이거나 수술 후에 수 주간 보조기를 착용하고 있는 경우 목의 관절이 굳고, 목 근육이 약해지게 됩니다. 관절이 굳은 것은 유연성 회복 운동으로, 근육 약화는 근력 강화 운동으로 보강해 주셔야 합니다. 이는 특히 목의 근력이 많이 떨어져 있는 분들, 만성 퇴행성 질환으로 목 통증이 지속되는 분들에게 도움이 됩니다.

3) 손의 작업과 보행 기능 회복

척수증이나 신경근증으로 인해 손의 근력이 약화되고, 손의 섬세한 동작이 잘 안되는 분들은 근력을 강화하고, 손 근육 운동의 조화(coordination)를 향상시키기 위해 작업 치료가 필요할 수 있습니다. 또한 척수증으로 인해 보행 이상이 심하게 나타났던 분들도 일어서는 것부터, 보조 받아 걷기 등 마치 아기가 걸음마를 배우듯이 차근차근 다시 배워 나가시는 것이 안전하게 회복하고 걸으시는 데에 도움이 됩니다. 이미 망가진 중추 신경의 기능이 돌아오지 않는다 하더라도, 가볍게 손상받았던 척수의 기능이 돌아오면 이전보다는 더 편하게 보행하실 수 있을 것입니다. 보통 이러한 중추 신경의 기능 회복은 수술 직후 가장 빠르게 회복되고, 술 후 6개월까지 약 90%가 호전된다고 하며, 술 후 2년까지 나머지 10%가 회복될 수 있습니다.

4) 배뇨 훈련

척수증으로 인해 배뇨, 배변 장애를 겪으셨던 분들은 비뇨기과에서 따로 배뇨 훈련을 받으시는 것이 좋습니다. 척수증을 앓으시는 많은 분들이 고령이라서 남성 분들의 경우 전립성 비대증 관련 증상을 함께 가지고 계신 분들이 많기 때문에 보다 철저한 검사를 통해 비뇨기계 이상을 정확히 진단하여 그에 맞는 약물 및 재활 치료를 하시는 것이 필요하기 때문입니다. 고령의 여성분들도 역시 기존에 요실금 등의 비뇨기과적 문제가 있는 분들이 많아서 모든 증상을 척수증에 기인한 것이라고 미루어 버리기에는 오진의 여지가 많이 남습니다. 저희 서울아산병원 팀에서는 수술 전 비뇨기과적 문제가 있는 분들은 미리 비뇨기과적 검사를 시행하여 어디까지가 척수증에 의한 것인지, 어디까지가 기존 비뇨기과적 질환에 의한 것인지를 미리 파악하여 조치하고 있습니다.

보조기는 어떤 것을 얼마나 차나요?

환축추간 불안정과 관련하여 착용할 수 있는 목 보조기는 크게 6가지 종류가 있습니다. 목 보조기를 착용하는 목적은 목을 안정화시키고, 보호하며, 정렬을 유지하기 위함입니다. 또한 통증을 덜어주고, 약화되어 있는 부분을 대체하는 역할도 합니다. 따라서, 목 보조기는 목의 운동을 일부라도 제한하기 위한 것이라서 착용시 불편함을 느끼게 되는데요, 사실 목 보조기의 목적은 목 부분을 불편하게 하기 위한 것이라고 해도 과언이 아닙니다. "좀 더 편한 보조기는 없나요?"라고 물어보시는 분들이 많은데 편한 보조기일수록 그 기능을 못하고 있는 것이라 보시면 적절할 것입니다. 불편하시더라도 조금만 참아 주십시오.

가장 간편한 형태는 연성 목 칼라입니다. 이것은 사실 목 움직임을 제한하는 효과는 거의 없습니다. 다만 환자에게 따뜻한 감촉과 심리적인 위안감을 주고, "참, 내가 목이 아프지."하는 경각심을 주어 목을 덜 움직이게 하는 효과 정도만 있습니다. 근육통이 있거나, 미미한 인대, 근육 손상에서 도움이 될 정도입니다. 인공 디스크 수술 후에도 착용할 수 있습니다.

그 다음으로는 경성 목 칼라가 있습니다. 가장 흔하게 사용되는 것이 그림에 보이는 Thomas 칼라입니다. 응급 상황에서 병원 내원 전에 경추를 고정할 목적으로 사용되기도 하고 장기적인 재활 관리 목적으로 사용할 수도 있지만 목의 움직임을 제한해 주는 기능은 미미합니다.

수술 전후에 가장 많이 사용하는 것이 Philadelphia 보조기와 Miami-J 보조기입니다. 둘 다 비교적 딱딱한 플라스틱 재질로 만들어졌고 Philadelphia는 목의 움직임의 약 50%, Miami-J는 약 70% 정도를 제한해 줄 수 있습니다. 간편하기는 재질이 하나로 되어있는 필라델피아 보조기가 더 우수하지만 이 재질이 폐쇄적이어서 환자가 과도하게 땀이 많거나 피부가 민감하면 쉽게 악취가 나고 피부염이 생길 수 있습니다. 마이애미-J 보조기는 이러한 단점을 보완하기 위해 안쪽에 교환, 세척이 가능한 패딩이 붙어 있어 피부 자극을 예방하기 용이합니다.

다음 그림에 보이는 4주 보조기(4 poster brace)와 할로 보조기(halo-vest

brace)는 목 뿐만 아니라 상부 흉추의 움직임까지 제한하려는 목적으로 착용합니다. 이 중 할로 보조기는 두개골에 4개의 핀을 박고, 금속링으로 고정한 후, 가슴에 착용하는 가슴 자켓과 연결하는 형태로서 목 움직임의 90% 이상을 제한할 수 있는 가장 강력한 보조기입니다. 목의 관절이나 수술부, 골절부의 불안정성이 아주 심할 때 착용할 수 있으나 착용한 환자분의 불편함이 대단합니다. 4주 보조기는 경성 보조기와 할로 보조기의 중간 정도의 안정성을 만들어 줄 수 있습니다. 4주 보조기와 할로 보조기는 수술을 할 수 없거나 수술을 했더라도 뼈가 부실해 상당히 불안정한 경우 사용합니다. 단단히 잡아주는 대신 굉장히 불편합니다.

보통 수술 후에는 필라델피아나 마이애미-J 정도의 보조기를 4주-3개월 정도 착용한다고 생각하시면 되겠습니다.

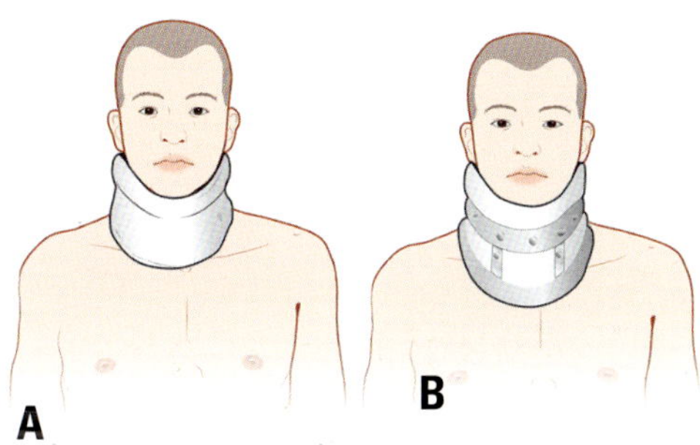

목에 사용하는 보조기들.
(A) 연성 목 칼라, (B) 토마스 칼라, (C) 필라델피아 보조기, (D) 마이애미 J 보조기, (E) 4주 보조기, (F) 할로 보조기.

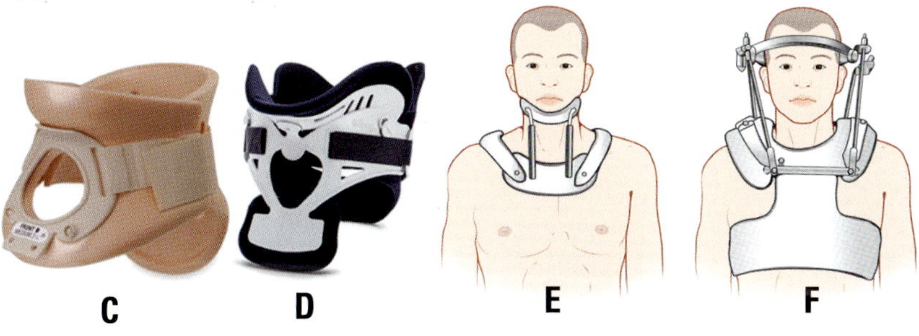

부록 1.

경추에 좋은 자세와 경추 운동법

목의 통증을 예방, 완화시키기 위한 자세와 운동법

1. 경추(頸椎, 목척추)의 정상적인 형태

경추는 정상적으로 앞으로 볼록한 완만한 C자 형태를 이루고 있습니다. 이러한 곡선을 유지할 때 척추뼈 사이에 있는 디스크, 관절, 인대 및 근육에 가장 부담이 적어지게 됩니다. 만약 책상에서 사무, 공부, 컴퓨터 작업을 하거나 혹은 운전 시 장시간 목을 앞으로 숙이는 자세를 취하면 목에 과도한 부담이 가해지면서 목의 통증이 나타날 수 있습니다. 이러한 과정이 반복되면 디스크와 관절의 노화가 촉진되어 목의 통증이 지속되고, 팔, 다리로 가는 신경이 눌려 팔, 다리의 통증과 마비도 초래될 수 있습니다.

아래 엑스레이 사진을 보면 좌측은 정상 경추로서 앞으로 볼록한 C자형 곡선을 잘 유지하며 머리가 경추의 중심에 균형있게 위치해 있는 것을 볼 수 있습니다. 우측은 목이 앞으로 숙여져 있고 I자로 서 있는데 퇴행성 관절염(退行性 關節炎)이 상당히 진행되어 어깨, 팔, 손까지 저리고 아픈 소위 '목 디스크' 환자의 사진입니다.

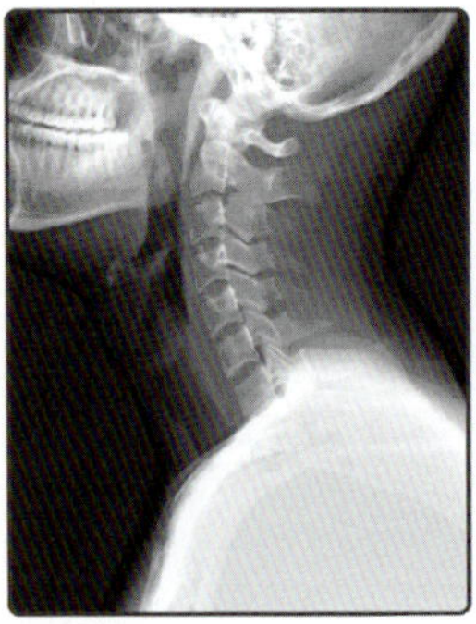

[정상 경추]

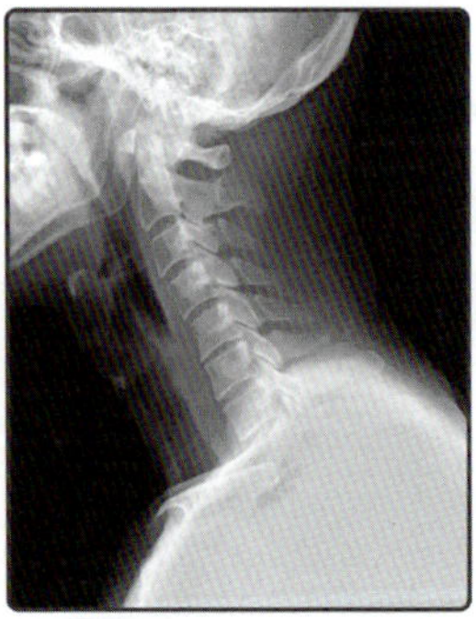

[퇴행성 관절염이 있는 경추]

2. 목에 좋은 자세

아래 그림과 같이 목을 너무 빼거나 숙이는 것, 너무 뒤로 젖히는 것 모두 좋지 않습니다. 위의 정상 경추 엑스레이에서 보이는 것과 같이 **고개가 자연스럽게 약간 뒤로 젖혀지는 정도(흔히 가장 편하게 느껴지는 자세)가 좋습니다.** 책상이나 컴퓨터 모니터를 너무 낮지 않게 조절하는 것이 좋겠고 가능하면 머리 부분까지 등받이가 있는 의자를 사용하면 도움이 됩니다. 수화기를 턱과 어깨 사이에 끼어 통화하는 것은 좋지 않으며, **일부러 목을 비틀어 소리가 나게 하는 것은 매우 나쁜 습관이므로 반드시 삼가해야 합니다.** 휴식 시 등받이에 기대어 목 뒤에 수건을 동그랗게 말아 끼우면 더욱 편하며 의자에 앉아 꾸벅꾸벅 조는 자세는 좋지 않습니다. **수면 시 베개는 너무 높지 않도록 하며 베개의 일부가 목 뒷부분까지 받치도록 하는 것이 좋습니다.** 매스컴에서 광고하는 다양한 종류의 기능성 베개는 아직 효과가 입증되지 않은 것이 대부분이므로 전문의와 상의 후 사용하는 것이 바람직합니다.

3. 목에 도움이 되는 운동

목을 건강하게 하기 위해 크게 2가지 종류의 운동이 필요합니다. 하나는 목의 유연성을 호전시키는 것이고 또 하나는 경추 주위의 근육을 강화하는 것입니다.

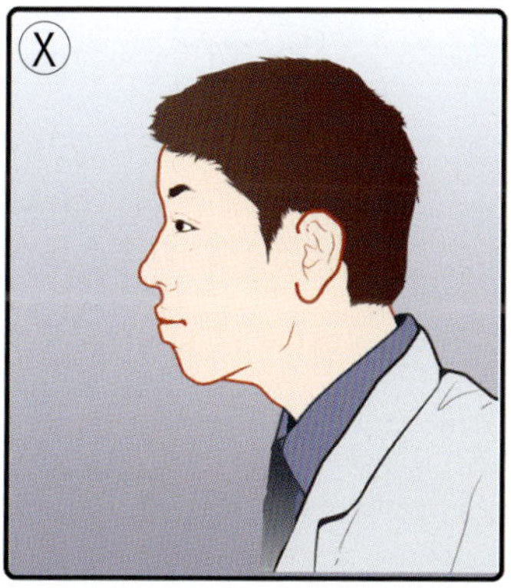

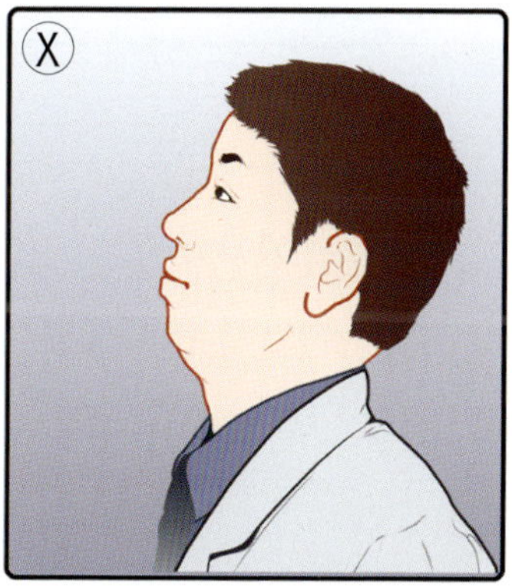

목이 유연해지고 강해지면 경추에 가해지는 스트레스가 줄어들어 경추와 디스크의 노화가 방지될 수 있습니다. 목의 운동법은 매우 간단하기 때문에 누구나 손쉽게 할 수 있습니다. 다음과 같은 동작들을 각각 10회씩 시행하시는 것이 한 세트이고 하루에 2~3세트씩 시행하는 것이 바람직합니다. **모든 동작은 여유를 가지고 천천히 하는 것이 좋으며 너무 과격하거나 급하게 하는 것은 오히려 해가 됩니다.**

1) 목의 유연성을 호전시키는 스트레칭

*턱을 가슴에 붙인다는 느낌으로 목을 앞으로 천천히 숙여 뒤쪽 근육이 충분히 늘어났다는 느낌이 들면 그대로 유지한 채 천천히 다섯을 셉니다. 10회 반복한 후 반대 방향(목을 뒤로 완전히 젖힘)으로 시행합니다.

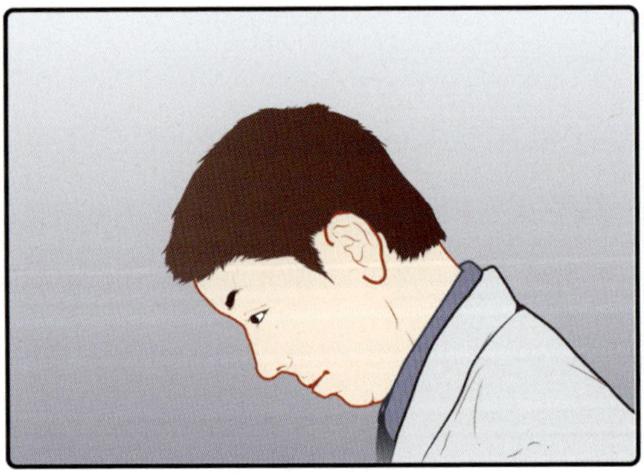

*목을 오른쪽으로 천천히 그리고 완전히 기울여 왼쪽 근육이 충분히 늘어났다는 느낌이 들면 그대로 유지한 채 천천히 다섯을 셉니다. 10회 반복한 후 같은 방법을 이용, 왼쪽으로 기울이는 운동도 시행합니다.

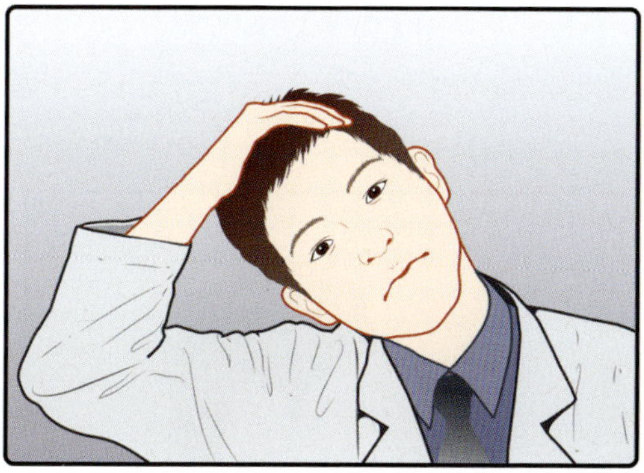

*양쪽 어깨에 힘을 빼고 고개를 돌려 뒤를 보듯이 목을 오른쪽으로 천천히 그리고 완전히 돌립니다. 왼쪽 근육이 충분히 늘어났다는 느낌이 들면 그대로 유지한 채 천천히 다섯을 셉니다. 10회 반복한 후 같은 방법을 이용, 왼쪽으로 고개를 돌리는 운동도 시행합니다.

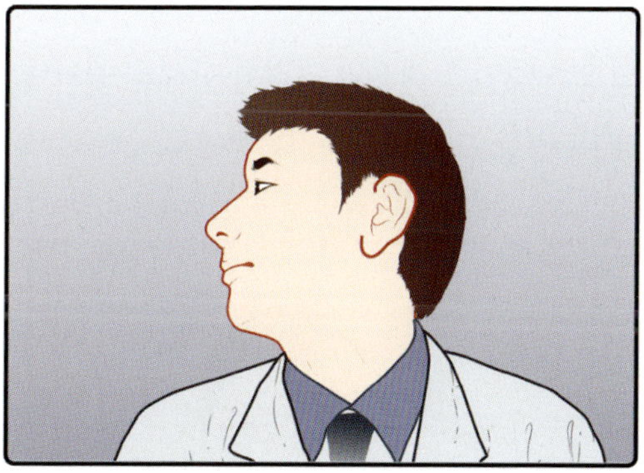

2) 목의 근육을 강화시키는 운동

*손바닥을 이마에 대고 유지하면서 머리를 숙여 손바닥을 미는 힘을 줍니다. 이 때 실제로 손바닥이 밀리면 안됩니다. 목의 앞쪽 근육에 힘이 들어가는 것이

느껴지면 천천히 다섯을 셉니다. 10회 반복한 후 같은 방법을 이용, 반대 방향(목을 뒤로 젖히는 방향)으로 시행합니다.

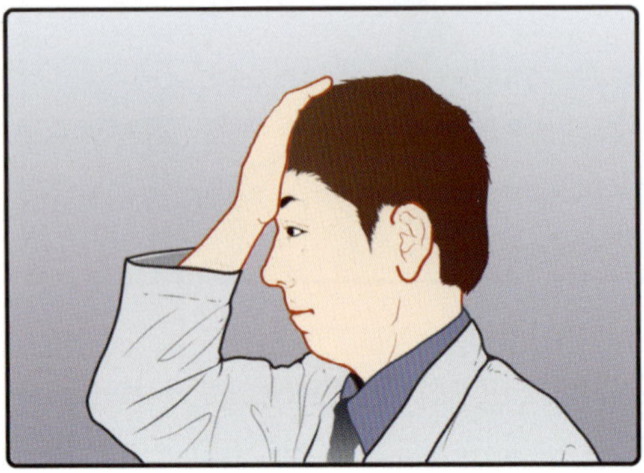

*오른손 바닥을 오른쪽 정수리에 대고 유지하면서 머리를 오른쪽으로 기울여 손바닥을 미는 힘을 줍니다. 이 때 실제로 손바닥이 밀리면 안됩니다. 목의 오른쪽 근육에 힘이 들어가는 것이 느껴지면 천천히 다섯을 셉니다. 10회 반복한 후 같은 방법을 이용, 왼쪽 방향으로 시행합니다.

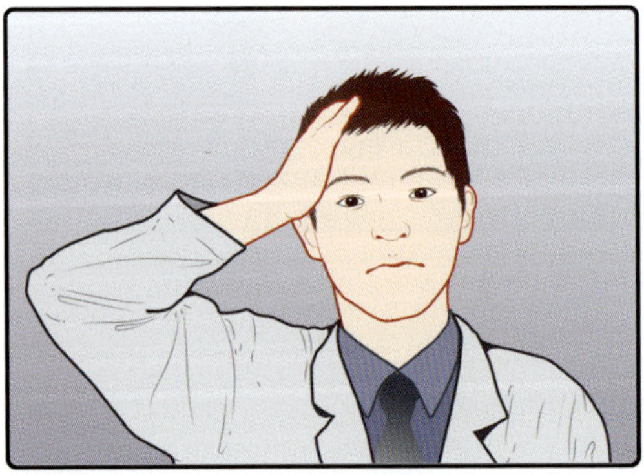

*오른손 바닥을 오른쪽 정수리에 대고 유지하면서 머리를 오른쪽으로 돌려 손바닥을 미는 힘을 줍니다. 이 때 실제로 손바닥이 밀리면 안됩니다. 목의 오른쪽 근육에 힘이 들어가는 것이 느껴지면 천천히 다섯을 셉니다. 10회 반복한 후 같은 방법을 이용, 왼쪽 방향으로 시행합니다.

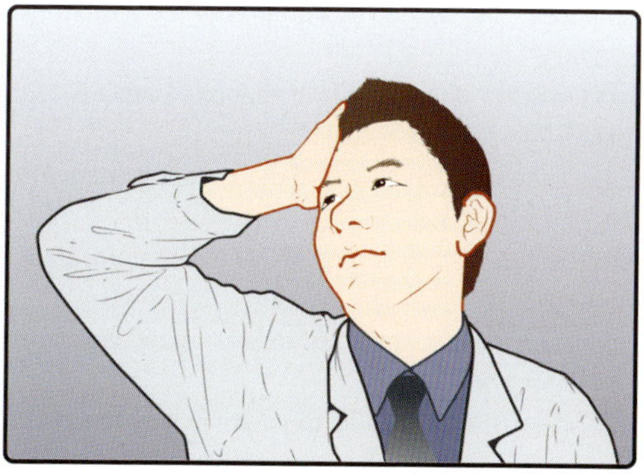

*등과 목을 곧게 펴고 최대한 턱을 당겨 가슴에 붙이려고 하면서 천천히 다섯을 셉니다. 이 동작을 10회 반복합니다.

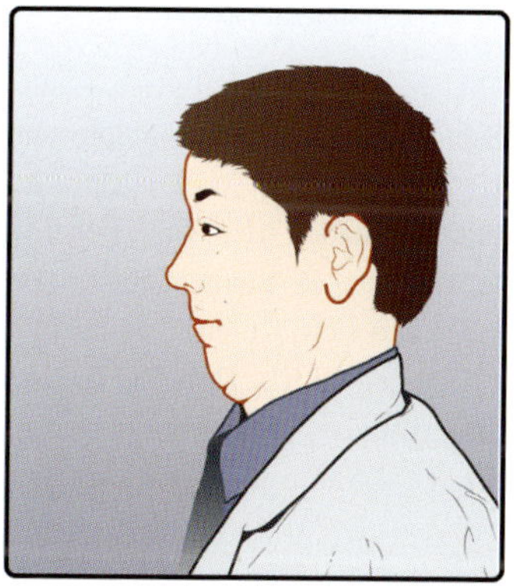

참고 문헌

석세일. 척추외과학, 제 4판, 최신의학사, 2017.

Clark CR. The cervical spine, 4th edition, Lippincott Williams and Wilkins, 2004

Yonenobu K, NakamuraK, Toyama Y. Ossification of the posterior longitudinal ligament, 2nd edition, Springer, 2006.

Anderson LD and D'lonzo RT. Fractures of the odontoid process of the axis. J Bone Joint Surg Am. 1974;56(8):1663-74.

Althoff B, Goldie IF. The arterial supply of the odontoid process of the axis. Acta Orthop Scand. 1977;48(6):622-9.

Arvin B, Fournier-Gosselin MP, Fehlings MG. Os odontoideum: etiology and surgical management. Neurosurgery. 2010;66:22-31

Brooks AL and Jenkins EB. Atlanto-axial arthrodesis by the wedge compression method. J Bone Joint Surg Am. 1978;60:279.

Chung JY, Kim YU, Kim BS. The results of anterior screw fixation in odontoid fractures. Comparison of the results on the number of screws. J Korean Spine Surg. 1999;6:362-71.

Clark CR and White AA. Fractures of the dens: A multicenter study. J Bone Joint Surg Am. 1985;67:1340-8.

Dvorak J, Schneider E, Sladinger P, Hahn B. Biomechanics of the craniocervical region. The alar and transverse ligaments. J Orthop Res. 1988;6:452-61.

Dickman CA, Mamourian A, Sonntag VKH and Drayer BP. Magnetic resonance imaging of the transverse atlantal ligament for the evaluation of atlantoaxial instability. J Neurosurg. 1991;75:221-7.

Estillore RP, Buchowski JM, Minh do V, et al. Risk of internal carotid artery injury during C1 screw placement: analysis of 160 computed tomography angiograms. Spine J. 2011;11:316-23

Fareed Jumah, Saja Alkhdour, Shaden Mansour, Puhan He, Ali Hroub, Nimer Adeeb, Rimal Hanif, Martin M. Mortazavi, R. Shane Tubbs, Anil Nanda. Os odontoideum: A comprehensive clinical and surgical review. Cureus. 2017;9:1551.

Fielding JW, Cochran G, Lawsing JF III, Hohl M. Tears of the transverse ligament of the atlas. A clinical and biomechanical study. J Bone Joint Surg Am. 1974;56:1683-91.

Fielding JW and Hawkins RJ. Atlanto-axial rotatory fixation. J Bone Joint Surg Am. 1977;59:37-44.

Gallie WE. Fractures and dislocations of the cervical spine. Am J Surg. 1939;46:495-9.

Harms J, Melcher RP. Posterior C1-C2 fusion with polyaxial screw and rod fixation. Spine. 2001;26:2467-71.

Hofler RC, Pecoraro N, Jones GA. Outcomes of surgical correction of atlantoaxial instability in patients with Down Syndrome: systematic review and meta-analysis. Word Neurosurgery

2019;26:125-35.

Junzi Shi, Joerg Ermann, Barbara N. Weissman, Stacy E. Smith, Jacob C. Mandell. Thinking beyond pannus: a review of retro-odontoid pseudotumor due to rheumatoid and non-rheumatoid etiologies. Skeletal Radiology. 2019;48:1511-23.

Kazuyoshi Kobayashi, Shiro Imagama, Kei Ando, Yoshihiri Nishida, Naoki Ishiguro. Post-operative regression of retro-odontoid pseudotumors treated with and without fusion. European Spine J. 2018;27:3105-12.

Kakarla UK, Chang SW, Theodore N, et al. Atlas fracture. Neurosurgery. 2010;66:60-7.

Kim DH, Hilibrand AS. Rheumatoid arthritis in the cervical spine. J AM Acd Orthop Surg. 2005;13:463-74.

Lehman RA Jr, Dmitriev AE, Helgeson MD, Sasso RC, Kuklo TR, Riew KD. Salvage of C2 pedicle and pars screws using the intralaminar technique: a biomechanical analysis. Spine. 2008;33:960-5.

Lesoin F, Autricque A, Jomin M. Use of C-D instrumentation for cranio-cervical junction osteosyntheses. Proceedings of the sixth international congress on C-D instrumentation, Montepellier, France: Sauramps Medical. 1989;249.

Liu G, Buchowski JM, Shen H, Yeom JS, Riew KD. The feasibility of microscope-assisted "free-hand" C1 lateral mass screw insertion without fluoroscopy. Spine. 2008;33:1042-9.

Magerl F and Seeman PS. Stable posterior fusion of the atlas and axis by transarticular screw fixation. In: Kehr P and Weidner A eds. Cervical Spine I. Vienna, Springer-Verlag. 1987;322.

Neo M, Matsushita M, Iwashita Y, Yasuda T, Sakamoto T, Nakamura T. Atlantoaxial transarticular screw fixation for a high-riding vertebral artery. Spine. 2003;28:666-70.

Park HJ. Anterior screw fixation of odontoid process. J Korean Spine Surg. 2000;7:470-3.

Pizzutillo PD, Herman MJ. Cervical spine issues in Down syndrome. J Pediatr Orhtop 2005;25(2):253-59.

Pueschel SM, Findley TW, Furia J, et al. Atlantoaxial instablilty in Down syndrome: roentgenographic, neurologic, and somatosensory eviked potential studies. Pediatrics. 1987;110:515-21.

Pueschel SM, Herndon JH, Gelch MM. Symptomatic atlnatoaxial subluxation in persons with Down syndrome. J Pediatr Orthop. 1984;4:682-88.

Pueschel SM, Scola FH, Perry CD, et al. Atlanto-axial instability in children with Down syndrome. Pediatr Radiol. 1981;10:129-32.

Pueschel SM, Scola FH, Pezzullo JC. A longitudinal study of atlanto-dens relationships in asymptomatic individuals with Down syndrome. Pediatrics. 1992;89:1194-98.

Raheel Ahmed, Vincent C, Traynelis, Arnold H. Menezes. Fusions at the craniovertebral junction. Childs Nerv Syst. 2008;24:1209-24.

Rim Frikha. Klippel-Feil syndrome: a review of the literature. Clin Dysmorphol. 2020;29(1):35-37.

Robles LA, Mundis GM. Retro-Odontoid Pseudotumor without Radiologic Atlantoaxial Instability: A Systematic Review. World Neurosurg. 2019;121:100-10.

Ryan C. Hofler, Nathan Pecoraro, G. Alexander Jones. Outcomes of surgical correction of atlantoaxial instability in patients with Down syndrome: Systematic review and meta-analysis. World Neurosurgery. 2019;126:125-35.

Schatzker J. Rorabeck CH and Waddell JP. Fractures of the dens (odontoid process). An analysis of thirty-seven cases. J Bone Joint Surg Br. 1971;53:392-405.

Schiff DCM and Parke WW. The arterial supply of the odontoid process. J Bone Joint Surg Am. 1973;55:1450-6.

Sherk HH, Nicholson JT, Chung SM. Fracture of odontoid process in young children. J Bone Joint Surg Am. 1978;60(7):921-4.

Soon Woo Hong, Jin Sup Yeom, Kun Woo Park, Kyeong Hwan Kim, Ji-Ho Lee, Bong-Soon Chang, Choon-Ki Lee. Atlanto-occipital Assimilation Associated with Basilar Invagination, C1-2 Instability, C2-3 Block Vertebra, and C3-4 Retrolisthesis. J Korean Orthop Assoc. 2006;41:1056-60.

Spence KF, Decker S, Sell KW. Bursting atlantal fracture associated with rupture of the transverse ligament. J Bone Joint Surg Am. 1970;52:543-9.

Standiford Helm, Nebojsa Nick Knezevic. A review of the role of epidural percutaneous neuroplasty. Pain Manag. 2019;9:53-62.

Suh BG, Padua MRA, Riew KD, et al. A new technique for reduction of atlantoaxial subluxation using a simple tool during posterior segmental screw fixation: clinical article. J Neurosurg Spine. 2013;19:160-6.

Wagner SC, Schroeder GD, Kepler CK. Controversies in the management of geriatric odontoid fractures J Orthop Trauma. 2017;31(9):44-48

Wright NM, Lauryssen C. Vertebral artery injury in C1-2 transarticular screw fixation: results of a survey of the AANS/CNS section on disorders of the spine and peripheral nerves. American Association of Neurological Surgeons/Congress of Neurological Surgeons. J Neurosurg. 1998;88:634-40.

Wright NM. Posterior C2 fixation using bilateral, crossing C2 laminar screws: case series and technical note. J Spinal Disord Tech. 2004;17:158-62.

Wright NM, Lauryssen C. Vertebral artery injury in C1-2 transarticular screw fixation: results of a survey of the AANS/CNS section on disorders of the spine and peripheral nerves. American Association of Neurological Surgeons/Congress of Neurological Surgeons. J Neurosurg. 1998;88:634-40.

Yeom JS, Kafle D, Nguyen NQ, et al. Routine insertion of the lateral mass screw via the posterior arch for C1 fixation: feasibility and related complications. Spine J. 2012;12:476-83.

Yeom JS, Buchowski JM, Kim H-J, Chang B-S, Lee C-K Riew KD. Postoperative occipital neuralgia with and without C2 nerve root transection during atlanto-axial screw fixation: a post-hoc comparative outcome study of prospectively collected data. Spine J. 2013;13:786-95.

Yeom JS, Buchowski JM, Park KW, Chang BS, Lee CK, Riew KD. Lateral fluoroscopic guide to prevent occipitocervical and atlantoaxial joint violation during C1 lateral mass screw placement. Spine J. 2009;9:574-9.

Yeom JS, Buchowski JM, Kim HJ, Chang BS, Lee CK, Riew KD. Risk of vertebral artery injury: comparison between C1-C2 transarticular and C2 pedicle screws. Spine J. 2013;13:775-85.

Yeom JS, Buchowski JM, Park KW, Chang BS, Lee CK, Riew KD. Undetected vertebral artery groove and foramen violations during C1 lateral mass and C2 pedicle screw placement. Spine. 2008;33:942–9.

Yoshida M, Neo M, Fujibayashi D, Nakamura T. Comparison of the anatomical risk for vertebral artery injury associated with the C2-pedicle screw and atlantoaxial transarticular screw. Spine. 2006;31:513-7.

색 인

목에 찬 시한 폭탄 **환축추간 불안정**

인쇄일| 2020년 8월 25일
발행일| 2020년 8월 31일
저　자| 이 동 호
발행인| 엄　철
발행처| 최신의학사
서울시 중구 동호로 24길 27-11
전화. 02-2263-4723~5
팩스. 02-2263-4726
등　록| 1995년 8월 7일 제 2-2019호
ISBN: 978-89-88159-43-9

값 25,000원
※ 파본은 교환해 드립니다.